TRAITÉ

ÉLÉMENTAIRE

D'HISTOLOGIE HUMAINE

NORMALE ET PATHOLOGIQUE.

LIBRAIRIE J. B. BAILLIÈRE & FILS.

BERNARD. **Leçons de physiologie expérimentale** appliquées à la médecine, faites au Collége de France, par CL. BERNARD, membre de l'Institut de France, professeur au Collége de France, professeur de physiologie générale à la Faculté des sciences. Paris 1855-1856, 2 vol. in-8°, avec figures intercalées dans le texte . . . . 14 fr.

BERNARD. **Cours de médecine du Collége de France.** Paris 1857-1859, 5 vol. in-8°, avec figures intercalées dans le texte . . . . 35 fr.

On peut se procurer séparément :

1° Des effets des substances toxiques et médicamenteuses. 1857, 1 vol. in-8°, avec figures. . . . . 7 fr.

2° Physiologie et pathologie du système nerveux. 1858, 2 vol. in-8°, avec figures . . . . 14 fr.

3° Propriétés physiologiques et altérations pathologiques des différents liquides de l'organisme. 1859, 2 vol. in-8°, avec figures intercalées dans le texte . . . . 14 fr.

DONNÉ. **Cours de microscopie complémentaire des études médicales :** Anatomie microscopique et physiologie des fluides de l'économie, par le Dr A. DONNÉ, recteur de l'Académie de Montpellier, ancien chef de clinique à la Faculté de médecine de Paris, professeur de microscopie. Paris 1844, in-8° de 500 pages . . . . 7 fr. 50 c.

DONNÉ. **Atlas du cours de microscopie,** exécuté d'après nature au microscope-daguerréotype, par le Dr A. DONNÉ et L. FOUCAULT. Paris 1846, in-folio de 20 pl., cont. 80 fig. gravées avec le plus grand soin, avec un texte descriptif. 30 fr.

GERVAIS et VAN BENEDEN. **Zoologie médicale.** Exposé méthodique du règne animal basé sur l'anatomie, l'embryologie et la paléontologie, comprenant la description des espèces employées en médecine ; de celles qui sont parasites de l'homme ou des animaux, par P. GERVAIS, professeur de la Faculté des sciences de Montpellier, et P. J. VAN BENEDEN, professeur à l'Université de Louvain. Paris 1859, 2 vol. in-8°, avec figures intercalées dans le texte . . . 15 fr.

HENLE. **Traité d'anatomie générale** ou Histoire de la composition chimique des tissus du corps humain, par le professeur HENLE. Paris 1843, 2 vol. in-8°, avec 5 planches gravées . . . . 8 fr.

MALGAIGNE. **Traité d'anatomie chirurgicale et de chirurgie expérimentale** par J. F. MALGAIGNE, professeur de médecine opératoire à la Faculté de médecine de Paris, membre de l'Académie impériale de médecine. *Deuxième édition revue et considérablement augmentée.* Paris 1859, 2 forts vol. in-8°. 18 fr.

ROBIN. **Du microscope et des injections** dans leurs applications à l'anatomie et à la pathologie, suivi d'une classification des sciences fondamentales, de celle de la biologie et de l'anatomie en particulier, par le Dr CH. ROBIN, professeur d'histologie à la Faculté de médecine de Paris, vice-président de la Société de biologie, membre de l'Académie de médecine etc. Paris 1849, 1 vol. in-8° de 450 pages avec 23 fig. intercalées dans le texte et pl. gravées. 7 fr.

ROBIN et VERDEIL. **Traité de chimie anatomique et physiologique, normale et pathologique** ou des principes immédiats normaux et morbides qui constituent le corps de l'homme et des mammifères, par CH. ROBIN, docteur en médecine et docteur ès sciences, professeur d'histologie à la Faculté de médecine de Paris, et F. VERDEIL, docteur en médecine, professeur de chimie. Paris 1853, 3 forts vol. in-8°, accompagnés d'un atlas de 45 planches d'après nature, gravées, en partie coloriées . . . . 36 fr.

SIMON (ED). **Traité élémentaire d'anatomie descriptive,** par le Dr EDMOND SIMON, prosecteur de l'amphithéâtre des hôpitaux, chirurgien des hôpitaux, 1 fort vol. in-8° de 800 pages, avec environ 180 fig. intercalées dans le texte.

STRASBOURG, TYPOGRAPHIE DE G. SILBERMANN.

TRAITÉ

ÉLÉMENTAIRE

D'HISTOLOGIE HUMAINE

NORMALE ET PATHOLOGIQUE

PRÉCÉDÉ

D'UN EXPOSÉ DES MOYENS D'OBSERVER AU MICROSCOPE

PAR

C. MOREL

PROFESSEUR AGRÉGÉ A LA FACULTÉ DE MÉDECINE DE STRASBOURG

accompagné d'un atlas de 64 planches dessinées d'après nature

PAR A. VILLEMIN, D. M.

MÉDECIN-MAJOR DE 2e CLASSE

RÉPÉTITEUR A L'ÉCOLE IMPÉRIALE DU SERVICE DE SANTÉ MILITAIRE DE STRASBOURG.

ATLAS

PARIS

J. B. BAILLIÈRE ET FILS

LIBRAIRES DE L'ACADÉMIE IMPÉRIALE DE MÉDECINE

Rue Hautefeuille, 19

Londres	**Madrid**	**Leipzig**
HIPP. BAILLIÈRE	C. BAILLY-BAILLIÈRE	E. JUNG-TREUTTEL

STRASBOURG, DERIVAUX.

1864.

1863

EXPLICATION DES PLANCHES.

TRAITÉ ÉLÉMENTAIRE
D'HISTOLOGIE HUMAINE
NORMALE ET PATHOLOGIQUE.

EXPLICATION DES PLANCHES.

PLANCHE I.
TISSU CONNECTIF.

Fig. I. **Cellules adipeuses** contenant des cristaux de margarine sous forme d'aiguillettes réunies en houppe ou isolées.

Fig. II. **Tissu connectif infiltré** pris dans un interstice musculaire de la cuisse. 1 Fibres connectives; 2 fibres élastiques; 3 cellules adipeuses.

Fig. III. **Coupe longitudinale du tendon** du long péronier. 1 Faisceau de fibres connectives; 2 cellules plasmatiques.

Fig. IV. **Fibres connectives** en faisceaux ondulés et parallèles. Elles ont été légèrement éraillées sur le bord inférieur de la préparation (tendon d'Achille).

Fig. V. **Coupe longitudinale du tendon** d'Achille traitée par l'acide acétique. Les faisceaux de fibres connectives ont pâli et disparu. 1 Cellules plasmatiques placées en séries longitudinales entre les faisceaux de fibres; 2 anastomoses entre ces cellules (fœtus).

Fig. VI. **Coupe transversale d'un ménisque** du genou. Au milieu des mailles de fibres connectives et élastiques on distingue parfaitement le réseau des cellules plasmatiques — gross. 350. —

NOTA. Tous les dessins représentés dans cet atlas, à moins d'indications spéciales, ont été exécutés sur des pièces prises sur l'homme adulte et examinées à un grossissement de 100 diamètre.

PLANCHE II.

TISSU CONNECTIF, *suite*.

Fig. I. **Coupe longitudinale** de l'extrémité supérieure du tendon d'Achille chez un vieillard. 1 Faisceau de fibres connectives; 2 cellules plasmatiques rangées en séries longitudinales et parallèles.

Fig. II. **Extrémité inférieure du même tendon.** 1 Fibres connectives légèrement ondulées; 2 cellules cartilagineuses dérivées des cellules plasmatiques.

Fig. III. **Fibres élastiques** des ligaments jaunes. 1 Fibres dans leur agencement naturel; 2 fibres dissociées.

Fig. IV. **Fibrôme de la dure-mère.** 1 Cellules fusiformes libres; 2 faisceau des mêmes cellules soudées par leurs extrémités; 3 faisceau de fibres formées par l'allongement des mêmes cellules et la disparition de leur noyau. Ici chaque série longitudinale de cellules ne forme *qu'une seule fibre*.

Fig. V. **Fibrôme de l'utérus** où l'on peut suivre la formation de la fibre par métamorphose du noyau. 1 Substance finement granulée; 2 noyau.

Fig. VI. **Autre partie de la même tumeur.** Les noyaux, plus allongés, tendent déjà à prendre la forme fibreuse.

PLANCHE III.

TISSU CONNECTIF, *suite*. — CARTILAGES ET OS.

Fig. I. **Même tumeur.** Les noyaux sont encore plus allongés; dans certains endroits ils se soudent pour constituer des fibres 1.

Fig. II. **Coupe pratiquée au centre d'un cartilage costal.** 1 Substance fondamentale légèrement granulée et transparente; 2 capsule cartilagineuse; 3 cellule ou utricule primordiale; 4 noyau constitué par des granulations graisseuses; 5 capsule contenant quatre cellules, dont deux dépourvues de noyau.

Fig. III. **Cartilage costal avec son périchondre** sur un sujet de dix-huit ans. 1 Périchondre formé d'un feutrage de fibres connectives et élastiques et parsemé de cellules plasmatiques 2. Il n'y a pas de ligne de démarcation nette entre la couche profonde du périchondre et la substance cartilagineuse; il est presque impossible aussi d'établir un caractère distinctif entre les cellules cartilagineuses superficielles et les cellules plasmatiques de la couche profonde du périchondre.

Fig. IV. **Fibro-cartilage de l'oreille.** 1 Substance fondamentale fibreuse; 2 capsule renfermant deux cellules.

Fig. V. **Coupe transversale du cubitus** — gross. 80. — Autour des canaux de Havers 1, les corpuscules osseux, sous forme de petites taches noires allongées, sont groupés en cercles concentriques.

Fig. VI. **Même coupe.** Au milieu de la substance fondamentale amorphe on voit : 1 les corpuscules osseux étoilés. Leurs prolongements 2, sous forme de canalicules, s'anastomosent les uns avec les autres, de façon à constituer un réseau qui fait communiquer les corpuscules entre eux et avec les canaux de Havers 3, ou bien avec les grandes cavités osseuses.

PLANCHE IV.

OS, *suite*.

Fig. I. **Coupe longitudinale de la diaphyse du fémur** — gross. 80. — 1 Canaux de Havers vus en long; 2 canal anastomatique transversal; 3 confluent de plusieurs canaux.

Fig. II. **Coupe transversale du fémur** traitée par l'acide chlorhydrique. 1 substance fondamentale divisée en lamelles concentriques; 2 corpuscules osseux — gross. 150. —

Fig. III. **Coupe en long des condyles du fémur** (nouveau-né) — gross. 180. — 1 Ligne de jonction de la partie cartilagineuse avec la partie osseuse. Au-dessus de cette ligne se trouvent les cellules cartilagineuses groupées en séries longitudinales et parallèles. Leur noyau 2, est très-foncé et à contours déchiquetés. Au-dessous de la même ligne on voit le cartilage en voie d'ossification et imprégné de sels calcaires.

Fig. IV. **Lamelle cartilagineuse** prise sur le même fémur, à deux millimètres au delà de la partie nouvellement ossifiée. 1 Substance fondamentale tout à fait transparente; 2 capsule; 3 cellule; 4 noyau déformé en étoile.

Fig. V. **Formation de la moelle et des cavités médullaires** dans la substance nouvellement ossifiée (même fémur). 1 Substance fondamentale imprégnée en certains endroits de graisse libre 2; 3 capsule cartilagineuse; 4 cellule-mère remplie de jeunes cellules; 5 cloison intacte entre deux capsules; 6 excavation résultant de la fusion de plusieurs cellules; elle contient de jeunes cellules (cellules de la moelle fœtale) et une grande quantité de graisse libre. Sur le pourtour de cette excavation on remarque des échancrures qui correspondent aux anciennes cloisons.

Fig. VI. **Ossification par le périoste** (fémur d'un nouveau-né). 1 Substance osseuse complétement formée; 2 couches profondes du périoste; on y trouve encore quelques fibres connectives et un grand nombre de cellules plasmatiques, dont les plus profondes se rapprochent par leur forme du corpuscule osseux; 3 couches superficielles du périoste avec cellules plasmatiques rares et fibres connectives très-nombreuses; 4 cellules plasmatiques.

PLANCHE V.

OS, *suite*. — DENTS.

Fig. I. **Ossification du frontal** au niveau de la fontanelle (enfant de quatre mois). 1 Substance osseuse; 2 couche profonde du périoste; 3 couche superficielle. Les cellules plasmatiques sont nettement étoilées.

Fig. II. **Ossification par le périoste** (fémur d'un embryon de six mois). 1 Substance osseuse; 2 périoste. Sur cette préparation, la série des métamorphoses de la cellule plasmatique en cellule osseuse se voit parfaitement bien.

Fig. III. **Formation osseuse** dans le canal médullaire. 1 Os nouvellement formé; 2 noyaux ovales; 3 noyaux dentelés; 4 ligne de jonction de l'os avec le blastème.

Fig. IV. **Dent incisive** d'un enfant de neuf ans — gross. 13. — 1 Cavité dentaire; 2 ivoire; 3 cément enveloppant la racine; 4 émail enveloppant la couronne.

PLANCHE VI.

DENTS, *suite*.

Fig. I. **Ivoire et cément.** 1 Substance fondamentale amorphe; 2 canalicules de l'ivoire avec des embranchements latéraux anastomosés entre eux; 3 dilatation sur le trajet de ces canalicules; 4 confluent de plusieurs canalicules; 5 espaces interglobulaires; 6 cément avec corpuscules osseux très-volumineux, dont quelques-uns s'anastomosent avec les espaces interglobulaires.

Fig. II. **Coupe en travers des canalicules de l'ivoire.** 1 Canalicules; 2 leurs branches anastomotiques; 3 canalicules coupés un peu obliquement.

Fig. III. **Coupe en travers de la couronne** d'une grosse molaire. 1 Ivoire et terminaison de ses canalicules; parmi ceux-ci on en trouve qui pénètrent dans l'émail et s'y terminent par des extrémités renflées 2; 3 émail composé de prismes ondulés et parallèles; ici ils se présentent sous l'aspect de faisceaux de lamelles inclinés les uns sur les autres; 4 ligne de séparation des prismes.

Fig. IV. **Coupe en travers de l'émail.** 1 Prismes coupés en travers; 2 prismes coupés un peu obliquement. Les traits blancs indiquent les lignes de séparation des prismes.

Fig. V. **Prismes de l'émail** brisés et détachés.

PLANCHE VII.

DÉVELOPPEMENT ANORMAL ET ALTÉRATIONS DU TISSU CARTILAGINEUX.

Fig. I. **Chondrome fibreux** de la paume de la main. 1 Substance fondamentale fibreuse; 2 cellules plasmatiques hypertrophiées.

Fig. II. **Même tumeur.** 1 Substance fondamentale; 2 cellules cartilagineuses résultant de la métamorphose des cellules plasmatiques.

Fig. III. **Chondrome** hyalin développé dans l'épaisseur de la première phalange de l'index de la main gauche chez un jeune homme. 1 Substance osseuse ramollie infiltrée de granulations graisseuses et dont les cellules sont déformées et considérablement hyper-

trophiées ; 2 substance cartilagineuse ; une ligne de démarcation
très-nette sépare ces deux substances.

Fig. IV. **Chondrite** des condyles du fémur chez une vieille
femme. 1 Substance fondamentale ; 2 cellules cartilagineuses en voie
de prolifération ; 3 noyaux résultant de cette prolifération et se méta-
morphosant en tissu fibreux 4.

Fig. V. **Ostéo-chondrite** (carie de l'extrémité inférieure du
tibia) chez un vieillard. 1 Substance osseuse déjà ramollie et un peu
infiltrée de graisse ; 2 substance cartilagineuse ; ici les cellules, après
s'être hypertrophiées, subissent la dégénérescence graisseuse et se
détruisent rapidement — gross. 260. —

PLANCHE VIII.
ALTÉRATIONS DES CARTILAGES ET DES OS.

Fig. I. **Cartilage** d'un goutteux, communiqué par M. Arons-
sohn — gross. 260. — La substance fondamentale est infiltrée d'u-
rate de soude, sous forme d'aiguillettes.

Fig. II. **Rachitisme.** Coupe transversale du fémur. 1 Périoste ;
sa ligne de jonction avec l'os est représentée par une longue bande
transparente ; 2 périoste non ossifié ; 3 colonnettes osseuses — gross.
35. —

Fig. III. **Une colonnette osseuse** de cette même pièce, en-
tourée de périoste non ossifié et parsemé de cellules plasmatiques —
gross. 150. —

Fig. IV. **Ostéomalacie.** Coupe transversale d'une côte. 1 Partie
osseuse saine ; 2 partie osseuse ramollie et infiltrée de graisse ;
3 moelle où l'élément fibreux est très-développé — gross. 150. —

Fig. V. **Autre partie** de la même préparation représentant la
section transversale d'un canal de Havers. Au centre se trouve le vaisseau sanguin rempli de globules rouges ; il est entouré d'une zone
circulaire constituée par le tissu connectif de la moelle considérablement hypertrophié. Plus en dehors on voit la substance osseuse déjà
ramollie — gross. 150. —

Fig. VI. **Chondrite** de la tête d'un métatarsien carié. Cette
figure, qui aurait dû porter le n° 1, est très-remarquable au point de

vue des métamorphoses de la cellule cartilagineuse. 1 Cellule cartilagineuse normale; 2 cellule cartilagineuse dont le contenu tend à se
métamorphoser en cellules osseuses; 3 fusion de plusieurs cellules
dont le contenu offre des cellules osseuses en voie de formation, ainsi
que des globules pyoïdes; 4 cellules dont le contenu subit la trans-
formation fibreuse — gross. 250. —

PLANCHE IX.
MUSCLES.

Fig. 1. **Tunique musculeuse de l'estomac** traitée par
l'acide acétique étendu. 1 Fibre musculaire finement granulée, à contours très-pâles, souvent invisibles; 2 noyau; 3 ligne de séparation
des fibres musculaires; 4 fibres élastiques.

Fig. II. **Dartos** traité par l'acide acétique. 1 Substance finement
granulée, très-pâle, correspondant aux fibres musculaires; 2 noyau
allongé.

Fig. III. **Tunique musculeuse de l'estomac** durcie par
la cuisson et coupée en travers. 1 Fibres musculaires coupées en travers; 2 noyau; 3 ligne de séparation des fibres musculaires; 4 contours d'un faisceau musculaire.

Fig. IV. **Muscle jumeau** durci par la cuisson (nouveau-né).
1 Myolemme; 2 contenu strié en travers; 3 noyau; 4 fibre brisée dont
le contenu est divisée en disques; 5 fibre où la division du contenu en
disques est très-évidente.

Fig. V. **Coupe antéro-postérieure de la langue** d'un
nouveau-né. 1 Faisceau musculaire vu en long; 2 faisceau musculaire
vu en travers.

Fig. VI. **Fibres embryonnaires** des muscles striés. 1 Deux
fibres variqueuses formées par la soudure de cellules embryonnaires;
2 noyau de ces cellules; 3 deux autres fibres un peu plus longues et
moins variqueuses; 4 et 5 division du contenu en granulations et en
stries transversales; 6 fibres offrant un commencement de striation en
long.

PLANCHE X.

MUSCLES, *suite*.

Fɪɢ. I. **Aspects divers de la fibre striée.** 1 Fibre dont le contenu est brisé en deux endroits; à son extrémité inférieure on voit parfaitement le myolemme plissé et revenu sur lui-même; 2 fibre striée en travers avec un noyau 3; 4 fibre striée en travers et en long; 5 autre fibre brisée à son extrémité droite; on y voit que chaque fibrille est constituée par une série de granulations légèrement aplaties et empilées les unes sur les autres. Toutes ces fibres ont été prises dans un muscle biceps tout frais, provenant d'un suicidé.

Fɪɢ. II. **Coupe en travers** du muscle orbiculaire des paupières.

Fɪɢ. III. **Fibres du cœur.** 1 Tronc commun à plusieurs branches; 2 divisions du tronc.

Fɪɢ. IV. **Jonction de la fibre musculaire à son tendon.** L'examen a été fait sur le muscle paucier pectoral de la grenouille qui, pour tout artifice de préparation, a subi l'action de l'acide acétique très-faible. 1 Fibres musculaires terminées par une extrémité arrondie très-nettement délimitée; 2 tendon — gross. 200. —

Fɪɢ. V. **Muscle sous-scapulaire** du lapin durci dans l'alcool. 1 Fibre musculaire terminée par une extrémité pointue, comme déchiquetée, et dont la limite est mal dessinée; 2 tendon.

PLANCHE XI.

MUSCLES, *suite*.

Distribution nerveuse dans le muscle paucier pectoral de la grenouille. Les lignes parallèles indiquent les contours des fibres musculaires.

PLANCHE XII.

MUSCLES, *suite*. — NERFS.

Fɪɢ. I. **Fibre nerveuse** du muscle paucier pectoral de la grenouille. 1 Fibre musculaire; 2 fibre nerveuse; 3 rameaux terminaux.

Fig. II. **Terminaison des nerfs** dans les muscles striés, d'après Kuhne. 1 Fibre musculaire; 2 fibre nerveuse; 3 renflement terminal du nerf dans l'intérieur de la fibre nerveuse; 4 réflexion du myolemme sur la fibre nerveuse.

Fig. III. **Dégénérescence graisseuse** de la fibre musculaire. 1, 2, 3 Fibres du muscle droit supérieur du globe oculaire subissant cette métamorphose par suite de la destruction du nerf moteur oculaire commun. 4 Fibres musculaires du cœur atteint de péricardite, prises immédiatement sous la péricarde malade.

Fig. IV. **Fibres nerveuses.** 1 Fibres nerveuses de la grosse espèce; 2 enveloppe de ces fibres; 3 contenu; 4 autre fibre traitée par l'acide chromique; 5 enveloppe; 6 moelle; 7 cylindre de l'axe; 8 fibres fines à un seul contour, prises dans la moelle épinière.

Fig. V. **Fibres de Remak**, prises dans un ganglion sympathique de la région lombaire.

Fig. VI. **Connexions des fibres nerveuses** avec les cellules ganglionnaires, d'après Leydig.

PLANCHE XIII.

ÉLÉMENTS NERVEUX, *suite.*

Fig. I. **Connexions des fibres nerveuses** avec les cellules ganglionnaires, d'après Leydig.

Fig. II. **Connexion des fibres nerveuses** avec les cellules de la moelle épinière. 1 Canal central de la moelle; 2 cellules nerveuses; 3 prolongement supérieur; 4 prolongement inférieur; 5 racine antérieure; 6 racine postérieure; 7 prolongement transversal constituant la commissure antérieure et établissant des anastomoses entre les cellules des deux faisceaux latéraux de la moelle (d'après Owjannikow).

Fig. III. **Cellules nerveuses.** 1 Cellules apolaires de la substance grise du cerveau; 2 cellule du ganglion du trijumeau; 3 id. pourvue d'une enveloppe nucléaire; 4 deux cellules d'un ganglion rachidien dorsal, munies d'un seul prolongement; 5 cellules multipolaires de la substance grise du cervelet; 6 cellule de la substance grise cervicale; 7 noyau; 8 amas de pigment enveloppant le noyau ; 9 cellule de la paroi inférieure du quatrième ventricule.

Fig. IV. **Substance grise du cervelet.** 1 Cellule nerveuse; 2 masse de noyaux groupés autour des cellules; 3 fibres fines variqueuses.

Fig. V. **Ganglion cervical supérieur** du grand sympathique. 1 Cellules nerveuses logées dans une substance vaguement fibrillaire et parsemée de noyaux analogues à ceux de la cellule n° 3.

PLANCHE XIV.

ÉLÉMENTS NERVEUX, *suite.* — ARTÈRES.

Fig. I. 1 **Cellule multipolaire** de la substance grise du cervelet ; 2 cellule de la substance grise du quatrième ventricule.

Fig. II. **Corpuscule de Pacini.** 1 Pédicule; 2 substance corticale divisée en lamelles par des lignes concentriques, sur lesquelles on voit saillir de petits noyaux ovales; 3 cavité centrale remplie par une substance finement granulée et un assez grand nombre de noyaux à contours très-pâles; 4 fibre nerveuse formant l'axe du pédicule et arrivant dans la cavité centrale pour s'y terminer par une extrémité légèrement renflée.

Fig. III. **Corps amyloïdes** trouvés à la surface du pied d'hyppocampe — gross. 350. —

Fig. IV. **Coupe transversale de l'artère** carotide primitive d'un enfant de quinze ans. 1 Tunique interne ; 2 tunique moyenne; 3 tunique externe — gross. 120. —

Fig. V. **Couche épithéliale** de la tunique interne. 1 Noyau; 2 substance internucléaire constituée par des cellules dont on ne peut apercevoir les contours (artère radiale).

Fig. VI. **Cellules épithéliales** isolées (artère radiale).

Fig. VII. **Lame fenêtrée.** 1 Substance anhiste à travers laquelle on voit les fibres de la couche sous-jacente; 2 fibres élastiques enclavées dans la substance anhiste; 3 trous de forme et de dimensions variables ; 4 ligne irrégulière indiquant la cassure de cette lamelle; 5 couche sous-jacente constituée par des fibres élastiques longitudinales (artère radiale).

PLANCHE XV.

ARTÈRES, *suite*.

FIG. 1. **Coupe transversale de l'artère** carotide primitive traitée par l'acide acétique. 1 Tunique interne, représentée seulement par des fibres élastiques coupées en travers; 2 tunique moyenne; 3 noyaux de fibres musculaires; de chaque côté des noyaux il y a une ligne pâle 4, indiquant les limites des fibres musculaires; 5 fibres élastiques; 6 id. coupées en travers.

FIG. II. **Même artère.** 1 Tunique moyenne; 2 tunique externe constituée par des fibres élastiques qui sont presque toutes dirigées dans le sens longitudinal, et qui sont plus nombreuses et plus tassées sur la limite interne que sur le bord externe. Entre les fibres élastiques se trouvent des faisceaux de fibres connectives qui pâlissent sous l'influence de l'acide acétique et se transforment en une masse hyaline 3.

FIG. III. **Tunique moyenne** d'une branche de l'artère sylvienne; elle est constituée exclusivement par l'élément contractile; on n'y voit pas trace de fibres élastiques.

FIG. IV. **Quatre fibres musculaires** de l'artère basilaire. Les deux dernières ont été traitées par l'acide acétique, qui pâlit les fibres et rend le noyau beaucoup plus apparent.

FIG. V. **Coupe longitudinale de l'artère** carotide primitive d'un enfant de quinze ans. 1 Tunique interne; 2 tunique moyenne; 3 fibres musculaires coupées en travers; 4 noyau de la fibre musculaire; 5 réseau de fibres élastiques; 6 fibres élastiques coupées en travers.

FIG. VI. **Même artère.** 1 Ligne de jonction de la tunique moyenne et de la tunique externe. Cette dernière 2 est formée d'un réseau de fibres élastiques dirigées pour la plupart parallèlement à l'axe du vaisseau et croisées sur des fibres connectives qui ont disparu par l'action de l'acide acétique.

FIG. VII. **Tunique externe fraîche** simplement étalée sur le verre. 1 Fibres élastiques; 2 faisceaux de fibres connectives.

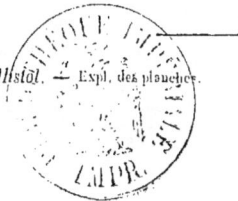

C. MOREL, *Histol.* — Expl. des planches.   2

PLANCHE XVI.

ARTÈRES, *suite.* — CAPILLAIRES, VEINES.

Fɪɢ. I. **Petite artère du cerveau** mesurant 1/20 millim., traitée par l'acide acétique très-étendu. 1 Tunique externe formée de fibres connectives; 2 cellules musculaires transversales; 3 leur noyau; ces éléments forment la tunique moyenne. Au-dessous de celle-ci on aperçoit des noyaux ovales 4, dont le grand diamètre est dirigé dans le sens de l'axe du vaisseau. Ce sont les noyaux de la couche épithéliale, qui constitue à elle seule la tunique interne de cette artère.

Fɪɢ. II. **Valvule aortique** coupée parallèlement à l'axe de l'artère. 1 Tunique interne; 2 tunique externe; 3 aorte; 4 partie charnue — gross. 150. —

Fɪɢ. III. **Coupe transversale** de la même valvule. 1 Tunique interne formée de fibres élastiques dirigées parallèlement à l'axe du vaisseau; 2 tunique externe; 3 cellules plasmatiques.

Fɪɢ. IV. **Capillaires.** 1 Paroi anhiste; 2 noyau inclus dans cette paroi; 3 lumière du vaisseau; 4 capillaire mesurant 1/200 millim.; 5 autre vaisseau mesurant 1/100 millim.

Fɪɢ. V. **Valvule de la veine** saphène interne. 1 Couche épithéliale dont on ne distingue bien que les noyaux ovales, les contours des cellules étant trop pâles; 2 couche sous-jacente formée par des faisceaux de fibres connectives régulièrement ondulés et par quelques fibres élastiques que l'acide acétique met en évidence.

Fɪɢ. VI. **Membrane élastique** sous-épithéliale d'une petite veine mésentérique traitée par l'acide acétique. 1 Réseau de fibres élastiques; 2 trous de diverses dimensions qui donnent à cette lamelle l'aspect de la membrane fenêtrée des artères; 3 noyaux de la tunique musculeuse vus par transparence.

PLANCHE XVII.

VEINES, *suite.* — VAISSEAUX LYMPHATIQUES.

Fɪɢ. I. **Coupe transversale de la veine** crurale. 1-2 Tunique interne; 2-3 tunique moyenne; 3-4 tunique externe. Dans la tunique interne, les fibres élastiques sont vues, les unes en long et les autres coupées en travers ; 5-6 zones de fibres musculaires très-bien caractérisées par leurs noyaux en forme de bâtonnets; 7 autres fibres musculaires coupées en travers et qui la plupart présentent un noyau 8 ; 9 zones de fibres élastiques et connectives alternant avec les zones musculeuses. La tunique externe ressemble à celle des artères.

Fig. II. **Coupe longitudinale de la même veine.** 1 Tunique interne dont les fibres élastiques sont presque toutes dirigées parallèlement à l'axe du vaisseau; 2 tunique moyenne; 3 fibres élastiques longitudinales; 4 fibres élastiques transversales; 5 fibres musculaires inégalement réparties; 6 leur noyau; 7 tunique externe offrant un mélange de fibres élastiques et connectives ; ces dernières, par suite de l'action de l'acide acétique, se présentent sous l'aspect d'un fond homogène et granulé 8.

Fig. III. **Veine mésentérique** mesurant 1/8 millim. 1 Tunique externe constituée par un mélange de fibres élastiques, de fibres connectives et de cellules plasmatiques 2; 3 tunique moyenne exclusivement musculeuse; 4 cellules vues en pointe, avec leurs noyaux; 5 noyaux des mêmes cellules vus en long; 6 membrane élastique de la tunique interne vue par transparence.

Fig. IV. **Coupe longitudinale d'un vaisseau lymphatique** de la cuisse traitée par l'acide acétique très-étendu. 1 Tunique moyenne; 2 fibres musculaires coupées en travers; 3 noyau de ces fibres; 4 tunique externe; 5 noyau des fibres musculaires vu en long.

PLANCHE XVIII.

VAISSEAUX LYMPHATIQUES, *suite*. — ALTÉRATIONS DU SANG ET DES ARTÈRES.

Fig. I. **Coupe transversale d'un vaisseau lymphatique** de la cuisse traitée par l'acide acétique très-étendu. La tunique interne ne semble constituée que par une simple couche épithéliale. 1 Tunique moyenne ; elle ne possède, pour ainsi dire, que des fibres musculaires, dont on voit très-bien les noyaux 2; 3 fibres élastiques très-rares; 4 tunique externe où l'on rencontre un mélange de fibres connectives, élastiques et musculaires. Ces dernières 5 sont dirigées parallèlement à l'axe du vaisseau.

Fig. II. **Valvule fraîche** (traitée par l'acide acétique. 1 Noyaux de l'épithélium; 2 fibres élastiques; 3 noyaux musculaires.

Fig. III. **Capillaires enflammés** pris dans la substance cérébrale ramollie. Cette altération se traduit par l'hypertrophie, la multiplication et l'infiltration graisseuse des éléments globuleux contenus dans les parois vasculaires. .

Fig. IV. **Même altération** de la paroi externe d'une petite artère arrivée à la période ultime.

Fig. V. **Athérome d'une artériole** cérébelleuse trouvée dans un noyau apoplectique (diamètre de l'artère, 1/8 millim. — gross. 125). La partie centrale de la pièce est saine. 1 Tunique externe très-pâle; 2 tunique moyenne; 3 noyaux de la tunique interne; 4 lame athéromateuse déjà infiltrée de graisse et soulevant les parois moyenne et externe de l'artère; on saisit bien dans cet endroit le mécanisme de la formation de l'anévrysme artériel.

Fig. VI. **Globules du sang.** 1 Globules rouges vus de face; 2 id. vus de champ; 3, 4 id. déformés; 5 globule blanc.

Fig. VII. **Cristaux d'hématoïdine** trouvés dans un ancien foyer apoplectique. Ils se distinguent, au milieu des détritus graisseux, par leur forme de prismes rhomboédriques.

Fig. VIII. **Autres cristaux** d'hématoïdine trouvés dans la rate d'un nouveau-né syphilitique; quelques-uns d'entre eux 1 sont très-allongés, mais n'en ont pas moins la forme rhomboédrique.

PLANCHE XIX.
GLANDES EN GRAPPE.

Fig. 1. **Coupe d'un lobe** de la glande sublinguale — gross. 80. — 1 Canal excréteur; 2 ses divisions correspondant chacune à un lobule; 3 cul-de-sac glandulaire; 4 gangue connective.

Fig. II. **Trois culs-de-sac** de la glande sublinguale revêtus de leur épithélium. Le noyau 1 remplit presque complétement la cellule.

Fig. III. **Coupe transversale du canal excréteur** de la glande sous-maxillaire. 1 Tunique fibreuse formée par un feutrage de fibres élastiques et connectives, et parsemée de cellules plasmatiques; 2 revêtement épithélial; 3 lamelle amorphe interposée aux deux membranes précédentes.

FIG. IV. **Glande sébacée** du scrotum. 1 Corps de la glande rempli de cellules; 2 jeunes cellules munies de leur noyau et appliquées immédiatement sur les parois de la glande; 3 autres cellules plus anciennes, subissant la métamorphose graisseuse; 4 canal excréteur rempli de gouttelettes de graisse; 5 fibres connectives formant l'enveloppe de la glande; 6 épiderme.

FIG. V. **Cellules sébacées** à divers degrés d'infiltration graisseuse.

———————

PLANCHE XX.

GLANDES EN GRAPPE, *suite*.

FIG. I. **Glande sébacée du conduit auditif** externe. 1 Corps de la glande offrant des culs-de-sac assez irréguliers 2; 3 canal excréteur.

FIG. II. **Glande de Meibomius.** 1 Canal excréteur commun; 2 lobules — gross. 25. —

FIG. III. **Épithélium des glandes de Meibomius.** 1 Cellules jeunes; 2 cellules anciennes infiltrées de graisse.

FIG. IV. **Lait de femme.** 1 Lait d'un jour; 2 corpuscules de colostrum; 3 graisse libre; 4 lait de la même femme examiné six jours après l'accouchement.

FIG. V. **Poumon desséché.** 1 Grandes divisions vésiculaires; 2 divisions secondaires — gross. 25. —

FIG. VI. **Vésicules pulmonaires** d'un poumon frais. 1 Cloisons des vésicules qui paraissent à nu parce qu'elles occupent le plan le plus superficiel de la préparation; 2 couche épithéliale tapissant les parois des vésicules.

FIG. VII. **Épithélium pulmonaire** d'un embryon de trois mois. 1 Cellules dans leur agencement normal; 2 cellules séparées.

FIG. VIII. **Coupe en travers du canal excréteur d'une glande cérumineuse.** 1 Parois avec corpuscules plasmatiques; 2 contenu; 3 cellules jeunes tapissant les parois de la glande; 4 cellules plus anciennes offrant déjà un commencement d'infiltration graisseuse.

———————

PLANCHE XXI.

Fig. I. **Glomérule d'une glande sudoripare** extrait de la peau de la face palmaire du médius. 1 Canal sécréteur tapissé de son épithélium; 2 noyau des cellules épithéliales; 3 origine du canal excréteur; 4 gangue connective parsemée de cellules plasmatiques — gross. 165. —

Fig. II. **Canal excréteur** de la même glande. 1 Paroi externe constituée par du tissu connectif; 2 paroi interne amorphe; 3 épithélium polyédrique.

Fig. III. **Même canal coupé en travers.** 1 Parois du canal; 2 épithélium; 3 lumière.

Fig. IV. **Rein.** 1 et 2 Tubes frais avec leur revêtement épithélial; 3 autre tube dont une des extrémités 4 ne possède que la tunique externe légèrement plissée; 5 cellules épithéliales détachées; 6 coupe en travers d'un tube urinifère; 7 épithélium; 8 lumière du canal.

Fig. V. **Rein de Cabiai.** 1 Canal sécréteur; 2 son ampoule; 3 glomérule de Malpighi; 4 vaisseaux afférent et efférent; 5 épithélium qui embrasse le glomérule — gross. 240. —

PLANCHE XXII.

Fig. I. **Vue d'ensemble d'un rein de chat.** — Gross. 50. — 1 Canaux droits de la substance médullaire; 2 canaux de la substance corticale; 3 glomérules de Malpighi.

Fig. II. **Figure théorique du rein.** 1 Canal de la substance médullaire; 2 canaux de la substance corticale; 3 leur terminaison en ampoule; 4 tronc artériel; 5 glomérule de Malpighi; 6 vaisseau afférent; 7 vaisseau efférent; 8 réseau vasculaire de la substance corticale; 9 veine efférente; 10 rapports du glomérule avec l'ampoule du canal sécréteur; 11 épithélium entourant le glomérule et tapissant le canalicule.

Fig. III. **Coupe en travers de l'urethère.** 1-2 Tunique

muqueuse; 2-3 tunique musculeuse; 4 tunique fibreuse ou externe; 5 ligne de jonction de l'épithélium au chorion de la muqueuse; 6 épithélium stratifié; 7 chorion de la muqueuse; 8 faisceaux musculaires longitudinaux; 9 faisceaux musculaires transversaux — gross. 260. —

PLANCHE XXIII.

GLANDES EN TUBE, suite. — REIN, TESTICULE.

Fig. I. **Injection du rein**, communiquée par M. le docteur Bœckel. 1 Troncs artériels; 2 glomérules de Malpighi; 3 réseau vasculaire de la substance corticale; 4 réseau de la substance médullaire — gross. 60. —

Fig. II. **Rein albuminurique.** 1 Réseau du tissu connectif; 2 canalicules plus ou moins remplis par l'épithélium hypertrophié et infiltré de graisse.

Fig. III. **Cylindres** fibrineux trouvés dans l'urine d'un albuminurique. 1 Cylindres bosselés dans l'épaisseur desquels on voit encore des noyaux hypertrophiés de l'épithélium rénal; 2 autres cylindres plus réguliers de forme; 3 cylindre contenant une grande quantité de globules rouges du sang.

Fig. IV. **Kystes épithéliaux** du rein.

Fig. V. **Coupe de la glande spermatique** durcie par la cuisson. 1 Paroi externe du canal sécréteur; 2 paroi interne; 3 épithélium remplissant totalement le tube — gross. 50. —

Fig. VI. **Canalicule spermatique frais.** 1 Paroi externe; 2 paroi interne; 3 épithélium.

Fig. VII. **Cellules épithéliales de l'épididyme.**

PLANCHE XXIV.

GLANDES EN TUBE, suite. — OVAIRE.

Fig. I. **Spermatozoïdes de l'homme.** 1 Tête; 2 prolongement caudal.

Fig. II. **Développement des spermatozoïdes** observé

chez le cabiai. 1 Cellule épithéliale avec un seul noyau ; 2 cellule épithéliale avec deux noyaux; 3 apparition de la tête du spermatozoïde à
la périphérie du noyau; 4 et 5 deux autres cellules renfermant un plus
grand nombre de noyaux au même degré de développement; 6 noyau
où l'on voit le prolongement caudal 7 des spermatozoïdes; 8 autre
noyau présentant le spermatozoïde déroulé; 9 spermatozoïdes libres.

Fig. III. **Coupe transversale du canal déférent.** 1 Tunique muqueuse avec son revêtement épithélial simple 2 ; 3 tunique
musculeuse composée de deux couches distinctes de fibres : les unes
transversales 4, les autres longitudinales 5; 6 tunique externe ou
fibreuse.

Fig. IV. **Ovisac.** 1 Tunique fibreuse de l'ovisac; 2 couche granuleuse de l'ovisac; 3 masse liquide dans laquelle nagent des débris de
la couche granuleuse; 4 disque proligère de cette couche; 5 zone
pellucide de l'ovule; 6 vitellus; 7 vésicule germinative; 8 tache germinative.

Fig. V. **Ovisac** contenant deux ovules 1 et 2.

PLANCHE XXV.

OVAIRE, suite.

Fig. I. **Ovule** d'une femme morte dix jours après l'accouchement.
1 Débris du disque proligère, composés de noyaux et de substance
internucléaire infiltrée de graisse; on ne voit pas de contours de cellules; 2 zone pellucide ou membrane vitelline; 3 cellules résultant de
la segmentation du vitellus et dont le contenu est infiltré de graisse ;
4 autre cellule dont le contenu est totalement transformé en substance adipeuse.

Fig. II. **Autre ovule** du même sujet. 1 Débris du disque proli-
gène ; 2 membrane vitelline; 3 vitellus totalement graisseux et sans
trace d'organisation.

Fig. III. **Villosités du placenta.** On voit au centre de la
préparation un tronc villeux sur lequel sont implantées les villosités
secondaires.

Fig. IV. **Ovisac** d'un enfant de treize mois. 1 Stroma de l'ovaire
à peine fibrillaire ; 2 couche granuleuse de l'ovisac; 3 ovule.

Fɪɢ. V. **Autre ovisac** d'un enfant de treize mois. 1 Stroma de l'ovaire; 2 ovisac sous forme d'un amas globuleux de cellules et dans l'intérieur duquel l'ovule n'est pas encore formé.

Fɪɢ. VI. **Liquide épais et couleur chocolat** provenant d'un kyste de l'ovaire. 1 Débris de cellules; 2 cristaux de cholestérine.

Fɪɢ. VII. **Pellicule blanche** nageant au milieu du liquide couleur chocolat. 1 Lamelle épithéliale semblable au revêtement épithélial des parois du kyste; 2 cellules infiltrées de graisse et nageant librement dans le liquide.

PLANCHE XXVI.
FOIE.

Fɪɢ. I. **Villosité du chorion** dont la surface est revêtue d'une membrane épithéliale (embryon d'un mois).

Fɪɢ. II. **Cellules hépatiques.** 1 Grandes cellules; 2 petites cellules.

Fɪɢ. III. **Réseau des capillaires du foie.** 1 Capillaires; 2 espace vide; 3 espace rempli par les grosses cellules hépatiques.

Fɪɢ. IV. **Veine porte du porc** — gross. 50. — 1 Lobule; 2 branches de la veine porte; 3 rameaux; 4 réseau capillaire.

Fɪɢ. V. **Veine porte d'un enfant** de trois ans — gross. 50. — 1 Branches de la veine porte; 2 réseau capillaire.

Fɪɢ. VI. **Veine sus-hépatique** du lapin — gross. 50. — 1 Limites d'un lobe indiquées par une ligne sombre; 2 tronc de la veine; 3 réseau capillaire.

Fɪɢ. VII. **Cellules épithéliales de la vésicule biliaire.**

Fɪɢ. VIII. **Figure théorique du foie.** 1 Veine-porte; 2 veine sus-hépatique; 3 réseau capillaire; 4 mailles de ce réseau remplies par les grandes cellules hépatiques; 5 canal biliaire; 6 prolongements en cul-de-sac de ce canal; 7 épithélium biliaire.

PLANCHE XXVII.
FOIE, suite. — RATE, CORPS THYROÏDE.

Fɪɢ. I. **Kyste hydatique du foie.** 1 Cellule hépatique in-

filtrée de graisse; 2 crochet d'échinocoque; 3 cristaux de cholestérine; 4 cristaux d'hématoïdine renfermés dans un globe de graisse.

Fig. II. **Paroi externe de ce kyste** constituée par du tissu
conjonctif.

Fig. III. **Paroi interne du même kyste** formée par la
superposition d'un grand nombre de lamelles amorphes — gross.
230. —

Fig. IV. **Éléments cellulaires de la rate.**

Fig. V. **Corps thyroïde d'un enfant.** 1 Loge tapissée par
un épithélium régulier; 2 parois de la loge.

Fig. VI. **Corps thyroïde d'adulte.** 1 Loge contenant des
débris graisseux d'épithélium; 2 parois de la loge.

Fig. VII. **Goître colloïde.** 1 Fragment d'une loge dilatée et
remplie par des cellules épithéliales à divers degrés d'altération, et
d'un liquide transparent dans lequel nagent des aiguilles de margarine; 2 cellules extraites de la loge.

PLANCHE XXVIII.

PEAU.

Fig. I. **Coupe de la peau** de la face palmaire de la troisième
phalange de l'index — gross. 60. — 1 Épiderme; 2 couche cornée ou
externe plus foncée; 3 couche interne ou muqueuse de Malpighi; 4 limite inférieure de la couche superficielle du derme; 5 couche profonde; 6 papille dermique; 7 corpuscule du tact; 8 glande sudoripare; 9 canal excréteur de la glande; 10 masse de cellules adipeuses.

Fig. II. **Coupe de la peau** de la face palmaire de la troisième
phalange du médius. 1 Cellules de la couche cornée dépourvues de
noyaux; 2 cellules polyédriques de la couche muqueuse; 3 cellules
ovales ou cylindriques qui forment toujours la couche la plus profonde
de l'épiderme; 4 liséré amorphe et transparent situé entre le derme
et l'épiderme; 5 cellules plasmatiques du derme mélangées à des fibres
connectives et élastiques; 6 corpuscule du tact logé dans une papille;
7 pédicule nerveux; 8 branches de ce pédicule; 9 cellules plasmatiques
englobées dans une substance amorphe.

Fig. III. **Coupe de la peau du scrotum.** 1 Cellules épidermiques profondes chargées de pigment.

Fig. IV. **Coupe transversale d'une papille.** 1 Derme ; 2 liséré limitant ; 3 épiderme.

PLANCHE XXIX.

ONGLE ET POIL.

Fig. I. **Coupe transversale de l'ongle** en arrière — gross. 6. — 1 Derme formant le lit de l'ongle ; 2 couche de Malpighi ; 3 couche épidermique de l'ongle ; 4 pli sous-onguéal ; 5 derme du pli se continuant avec celui du lit ; 6 couche de Malpighi se continuant avec celle de l'ongle ; 7 ligne de séparation de la couche épidermique du pli et de la couche épidermique de l'ongle.

Fig. II. **Même coupe** — gross. 25. — 1 Papilles dermiques du lit de l'ongle ; 2 couche de Malpighi de l'ongle ; 3 couche épidermique de l'ongle ; 4 ligne de séparation de l'ongle et de l'épiderme sus-onguéal ; 5 seul point de fusion entre ces deux couches ; 6 derme et papilles dermiques du pli sus-onguéal ; 7 couche de Malpighi ; 8 papilles dermiques coupées en travers ; 9 canal sudoripare ; 10 épiderme.

Fig. III. **Coupe longitudinale de l'ongle** — gross. 6. — 1 Ongle ; 2 derme ; 3 épiderme.

Fig. IV. **Poil du scrotum** avec sa gaîne et une glande sébacée — gross. 50. — 1 Partie inférieure de la tige ; 2 racine ; 3 bulbe ; 4 épiderme du poil ; 5 substance corticale ; 6 canal médullaire ; 7 papille du bulbe ; 8 couche dermique de la gaîne ; 9 couche épidermique externe ; 10 couche épidermique interne ; 11 glande sébacée ; 12 canal excréteur.

Fig. V. **Imbrication des cellules** de la couche épidermique du poil.

Fig. VI. **Cellules de la même couche** détachées et traitées par l'acide acétique.

Fig. VII. **Tronçon de la tige.** 1 Épiderme ; 2 substance corticale ; 3 canal médullaire rempli de cellules.

PLANCHE XXX.

POIL, *suite.* — MUQUEUSE DE LA BOUCHE.

FIG. I. **Substance corticale du poil** traitée par la potasse. Elle est constituée par des corps fusiformes, qui paraissent être le résultat de la métamorphose du noyau.

FIG. II. **Follicule pileux** — gross. 200. — 1 Couche dermique externe; 2 couche dermique interne; 3 liséré amorphe de la portion dermique du follicule; 4 couche épidermique externe correspondant au corps muqueux de Malpighi; 5 couche épidermique interne de la gaîne correspondant à la couche cornée de l'épiderme; 6 bulbe; 7 papilles vasculaires; 8 cellules médullaires.

FIG. III. **Cil coupé en travers** au niveau de son follicule. 1 Substance médullaire; 2 substance corticale du poil; 3 couche épidermique interne; 4 couche épidermique externe; 5 zone dermique interne de la gaîne; 6 zone dermique externe; 7 glandes sébacées — gross. 220. —

FIG. IV. **Papille caliciforme de la langue** — gross. 25. — 1 Corps de la papille dermique surmonté de papilles secondaires 2; 3 épiderme à surface libre.

FIG. V. **Papille filiforme** — gross. 25. — Corps de la papille dermique surmonté de papilles secondaires 2; 3 épiderme possédant aussi des papilles secondaires 4.

FIG. VI. **Papille lenticulaire** — gross. 50. — 1 Orifice central conduisant dans un cul-de-sac; en dehors on voit le réseau capillaire de la muqueuse.

PLANCHE XXXI.

MUQUEUSE DU TUBE DIGESTIF.

FIG. I. **Epithélium de l'œsophage.** 1 Cellule en place; 2 cellules détachées.

FIG. II. **Surface de la muqueuse stomacale.** 1 Orifices glandulaires.

FIG. III. **Glande pylorique composée** — gross. 250. — 1 Culs-de-sac aboutissant à un canal excréteur commun 2.

Fig. IV. **Cul-de-sac d'une glande cardiaque composée.** Les cellules épithéliales sont plus volumineuses et ont une autre forme que celles des glandes simples et pyloriques.

Fig. V. **Muqueuse du duodénum** — gross. 25. — 1 Villosité conique; 2 villosité lamellaire; 3 villosité lamellaire composée; 4 orifice des glandes de Lieberkühn.

Fig. VI. **Muqueuse de l'iléon** — gross. 25. — 1 Villosités; 2 orifices glandulaires.

Fig. VII. **Villosité recouverte de son épithélium** — gross. 250. — 1 Cellules vues par la base; 2 revêtement lamellaire amorphe.

Fig. VIII. **Épithélium intestinal** — gross. 400. — 1 Épi thélium vu de face; 2 cellules vues dans le sens de leur longueur.

Fig. IX. **Villosités injectées.**

Fig. X. **Villosité** dépouillée de son épithélium et prise sur un intestin en pleine digestion. 1 Corps de la villosité infiltrée de graisse; 2 chylifère occupant l'axe de la villosité et se terminant par une extrémité mousse — gross. 220. —

Fig. XI. **Muqueuse de l'iléon** — gross. 25. — 1 Saillie d'un follicule isolé; 2 villosités; 3 orifices des glandes de Lieberkühn.

Fig. XII. **Glande de Brunner** — gross. 50. —

Fig. XIII. **Orifice d'une glande de Lieberkühn** — gross. 125. — 1 Épithélium de la glande formant une couronne autour de la lumière 2.

PLANCHE XXXII.

MUQUEUSE INTESTINALE, *suite.* — OEIL.

Fig. I. **Glande de Lieberkühn** — gross. 125. — 1 Parois; 2 revêtement épithélial.

Fig. II. **Deux follicules clos injectés** — gross. 50. — 1 Rameaux de la veine mésaraïque; 2 capillaires entourant le follicule.

Fig. III. **Muqueuse du colon.** 1 Glandes de Lieberkühn; 2 orifice surmontant un follicule isolé.

Fig. IV. **Coupe des deux premières tuniques** du globe

oculaire au niveau de la jonction de la cornée et de la sclérotique.
1 Sclérotique; 2 cornée; 3 ligne de jonction des deux membranes;
4 canal de Schlemm; 5 conjonctive; 6 épithélium conjonctival et cor-
néen; 7 ligne de jonction de la sclérotique et de la conjonctive;
8 liséré amorphe antérieur de la cornée; 9 liséré amorphe postérieur
de la même membrane; 10 iris; 11 procès ciliaire; 12 choroïde.

Fig. V. **Cornée, sclérotique et conjonctive.** 1 Sclérotique; 2 cornée; 3 liséré amorphe antérieur de la cornée; 4 jonction
de ce liséré avec la conjonctive; 5 épithélium stratifié de la conjonctive et de la face antérieure de la cornée — gross. 360. —

Fig. VI. **Zone postérieure de la cornée.** 1 Cornée;
2 cellules plasmatiques anastomosées; 3 liséré amorphe postérieur;
4 sa jonction avec la sclérotique; 5 revêtement épithélial qui se ré-
fléchit sur la face antérieure de l'iris et constitue la membrane de
Demours — gross. 360. —

Fig. VII. **Cellules pigmentaires rameuses** de la face
superficielle de la choroïde. 1 Cellule; 2 noyaux; 4 noyaux de cellules ovales très-pâles mélangées à du tissu conjonctif.

Fig. VIII. **Cellules pigmentaires** de la face profonde de la
choroïde. Ce sont des polyèdres très-réguliers, chargés de granulations pigmentaires à la périphérie et présentant un centre brillant qui
correspond au noyau.

PLANCHE XXXIII.

ŒIL, suite. — NEZ.

Fig. 1. **Couches moyennes de la cornée** — gross. 360.
— 1 Substance fondamentale amorphe; 2 cellules plasmatiques étoilées.

Fig. II. **Cercle sénile de la cornée.** 1 Substance fondamentale amorphe; 2 infiltration graisseuse des cellules plasmatiques
et de leurs prolongements.

Fig. III. **Muscle ciliaire** — gross. 125. — 1 Sclérotique;
2 canal de Schlemm; 3 anneau ciliaire; 4 procès ciliaire où l'on voit
des noyaux musculaires en long 5, et en travers 6; 7 grande circon-
férence de l'iris.

Fig. IV. **Terminaison de la fibre nerveuse dans la rétine** (d'après H. Müller). 1 Cellule nerveuse; 2 fibre venant du nerf optique; 3 autre fibre allant rejoindre les bâtonnets.

Fig. V. **Coupe de la muqueuse nasale** — gross. 65. — 1 Tunique épithéliale; 2 canaux excréteurs des glandes muqueuses; 3 glandes; 4 section d'un vaisseau; 5 cartilage de la cloison (traité par l'acide chromique).

Fig. VI. **Épithélium des fosses nasales** vu dans toute son épaisseur — gross. 260. — 1 Cellules vibratiles (même coupe).

PLANCHE XXXIV (PLANCHE SUPPLÉMENTAIRE).

Fig. I. **Hypertrophie de la muqueuse linguale.** On voit parfaitement bien que les modifications de structure portent sur les cellules plasmatiques, dont la prolifération est très-active.

Fig. II. **Tubercule du péritoine pariétal** — gross. 260. — 1 Partie centrale du tubercule, où tous les éléments globuleux sont fortement tassés les uns sur les autres; 2 partie périphérique, où l'on peut apercevoir la prolifération des cellules plasmatiques.

Fig. III. **Cellule épithéliale de la vessie** dont le volume et la forme très-variables rappellent la physionomie des cellules dites cancéreuses.

Fig. IV. **Tumeur cancéreuse** d'un ganglion lymphatique.

Fig. V. **Tumeur cancéreuse de l'utérus.**

Fig. VI. **Tumeur cancéreuse mélanique** du derme.

Fig. VII. **Pneumonie.** Cellules prises dans les vésicules pulmonaires — gross. 350. —

FIN DE L'EXPLICATION DES PLANCHES.

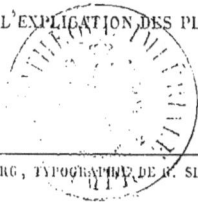

STRASBOURG, TYPOGRAPHIE DE G. SILBERMANN.

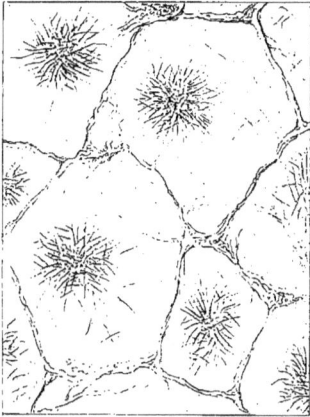

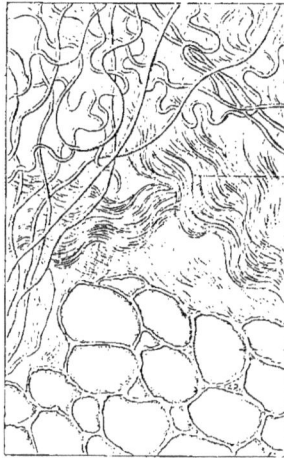

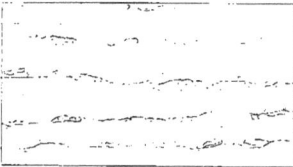

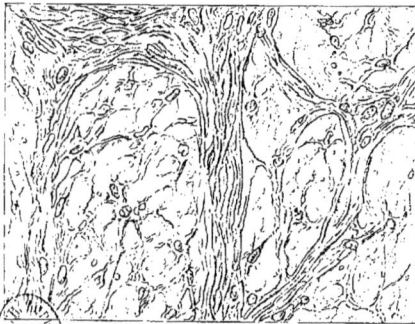

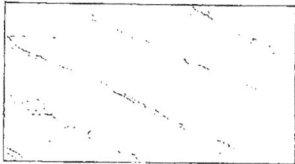

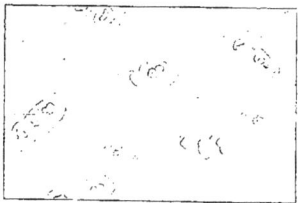

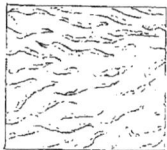

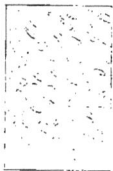

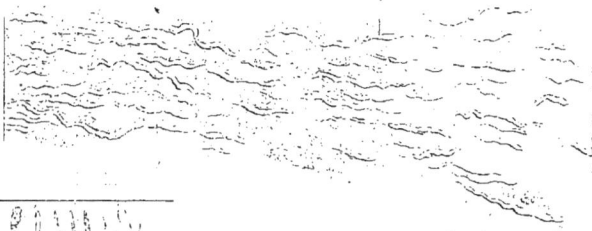

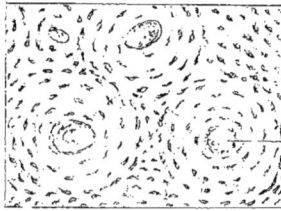

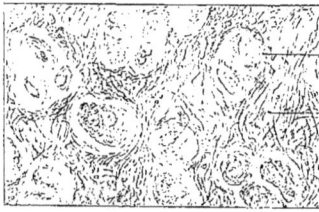

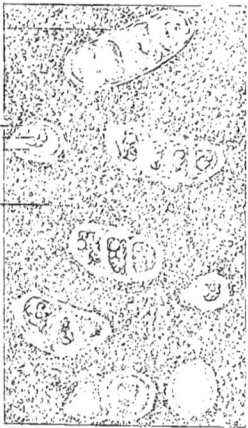

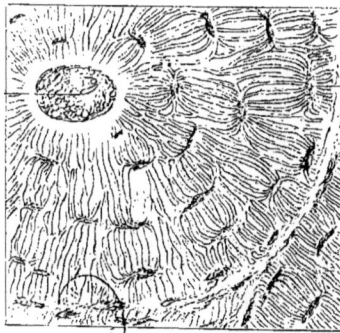

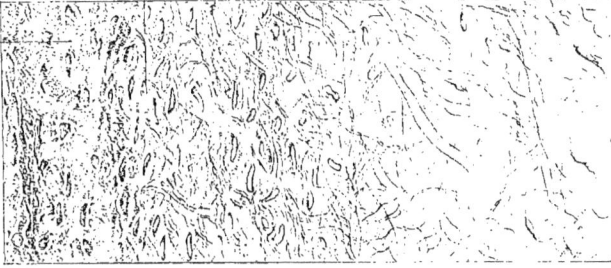

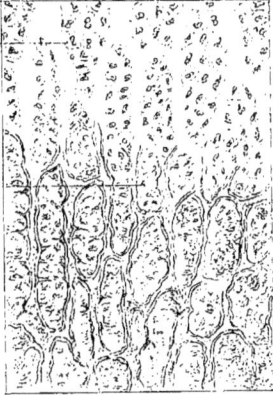

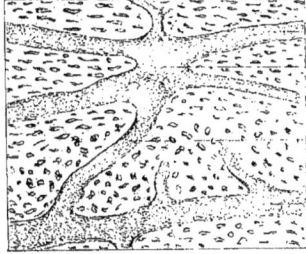

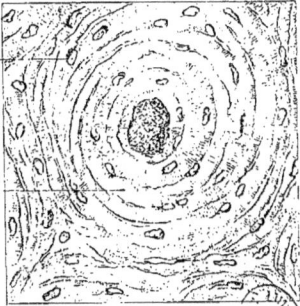

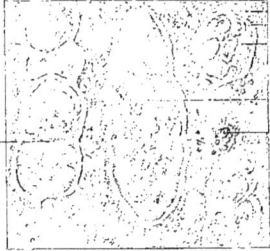

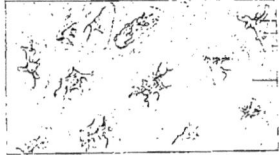

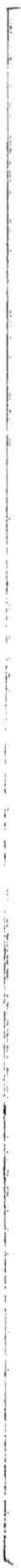

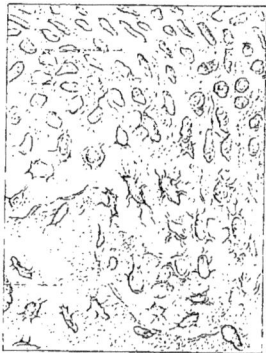

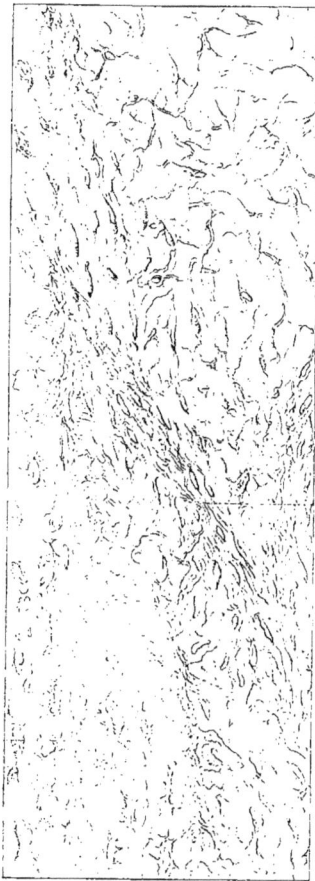

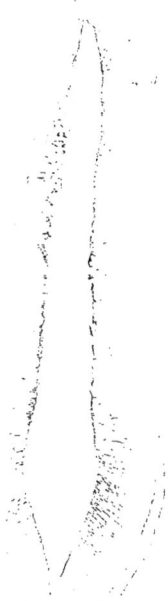

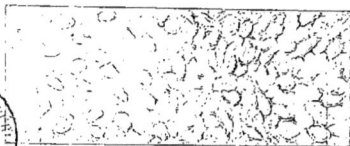

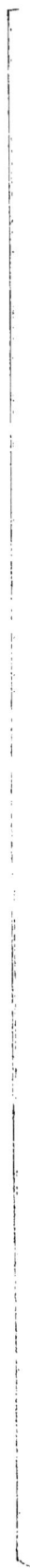

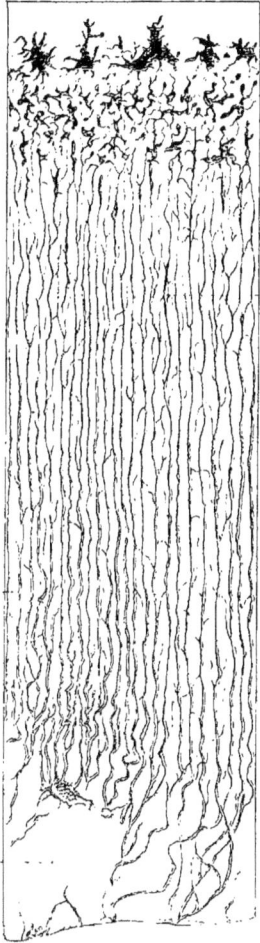

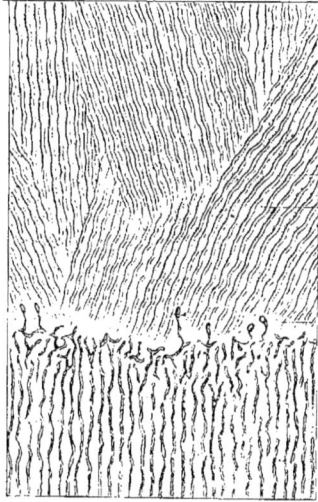

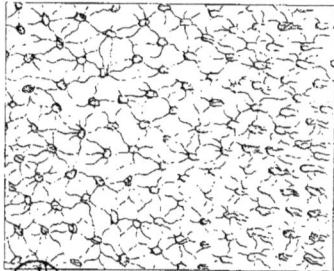

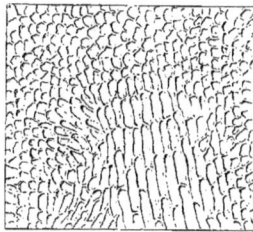

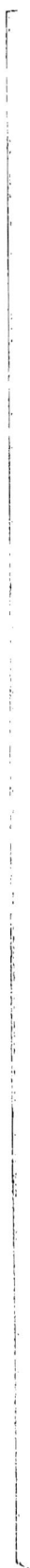

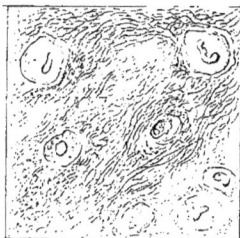

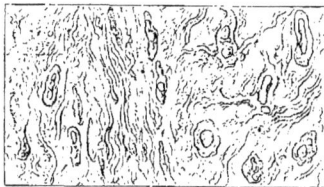

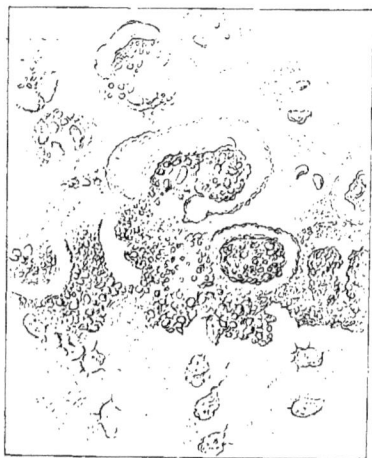

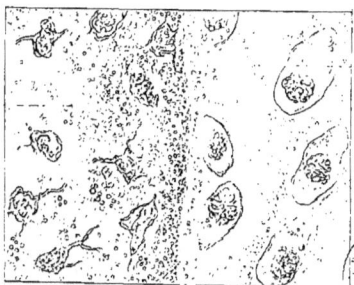

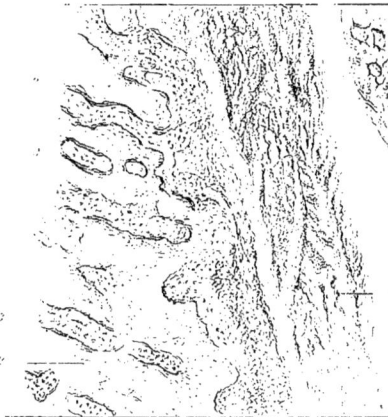

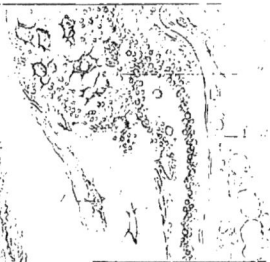

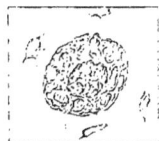

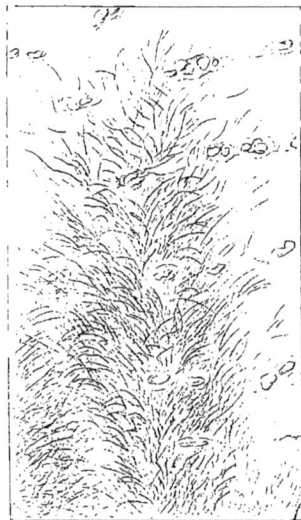

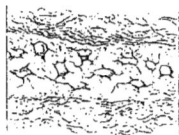

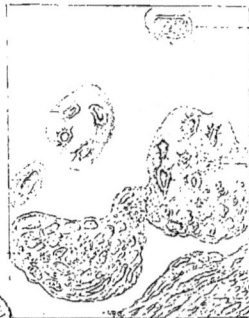

Aston Tap & Co and del

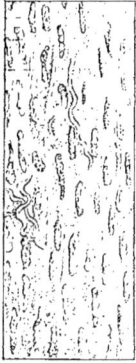

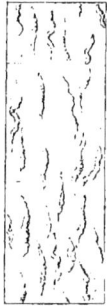

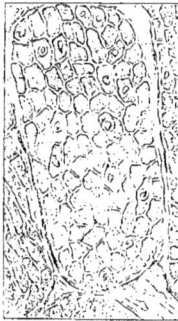

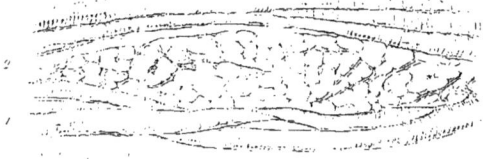

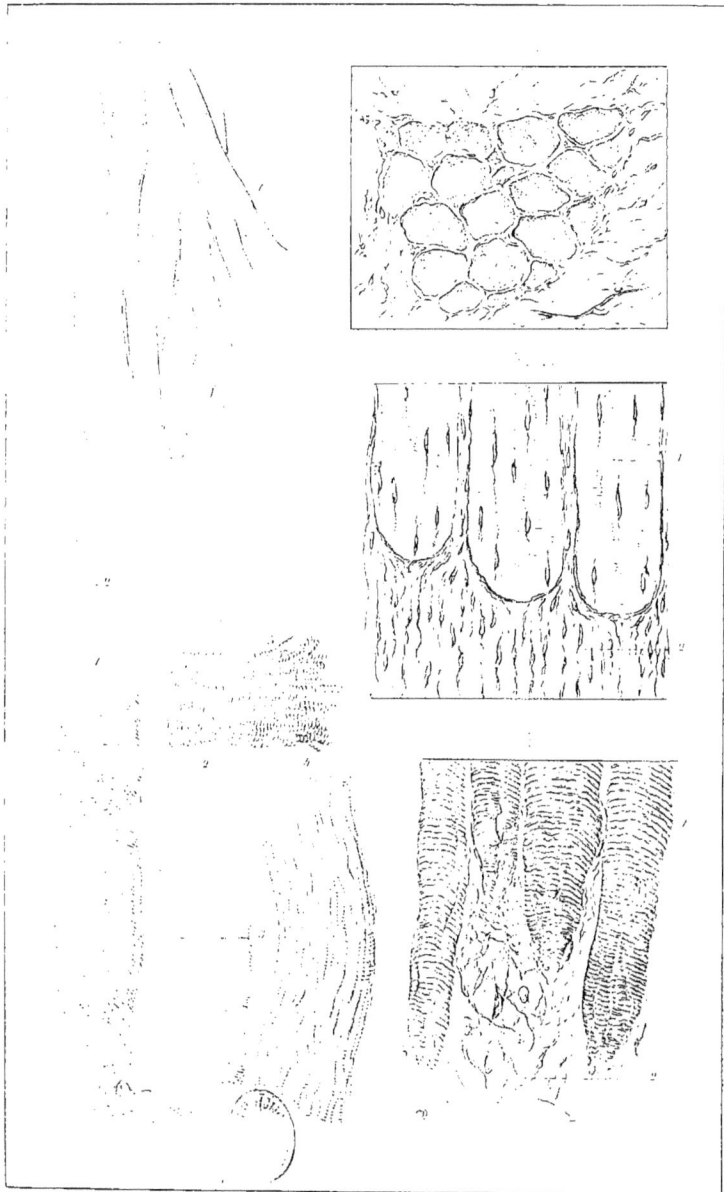

Imprimerie Lith. Lemercier à Paris

C. Motte imp. Villain... del.

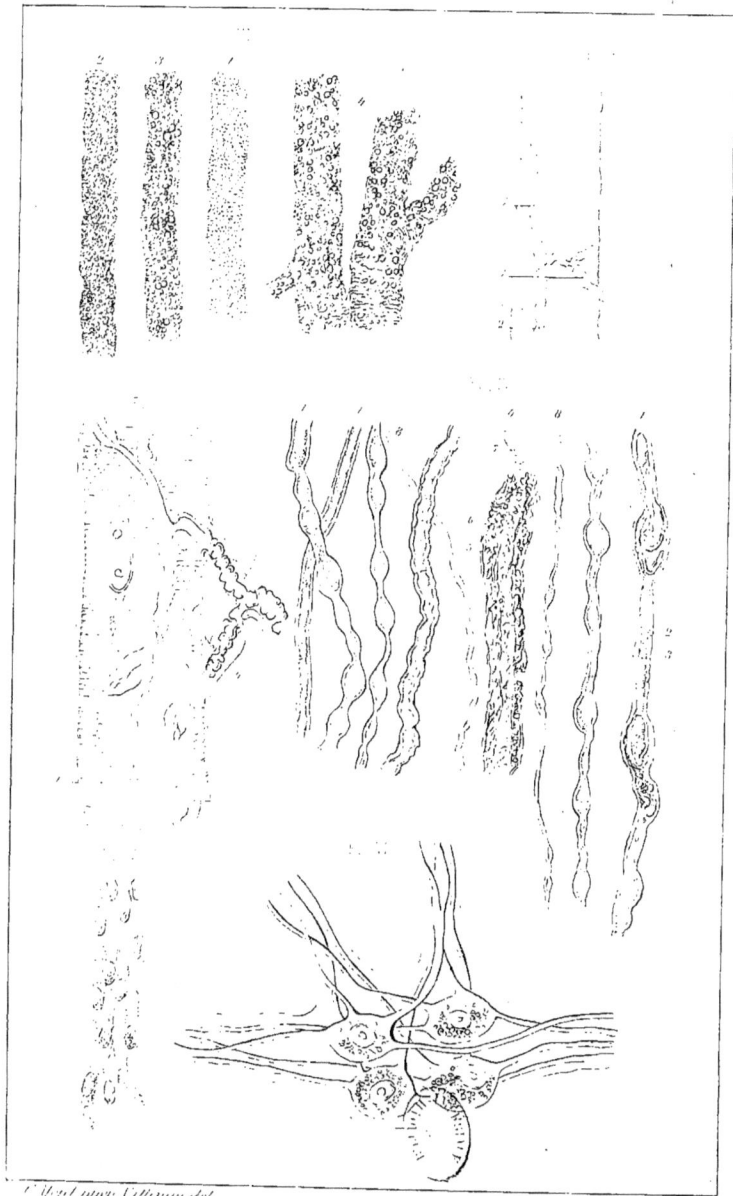

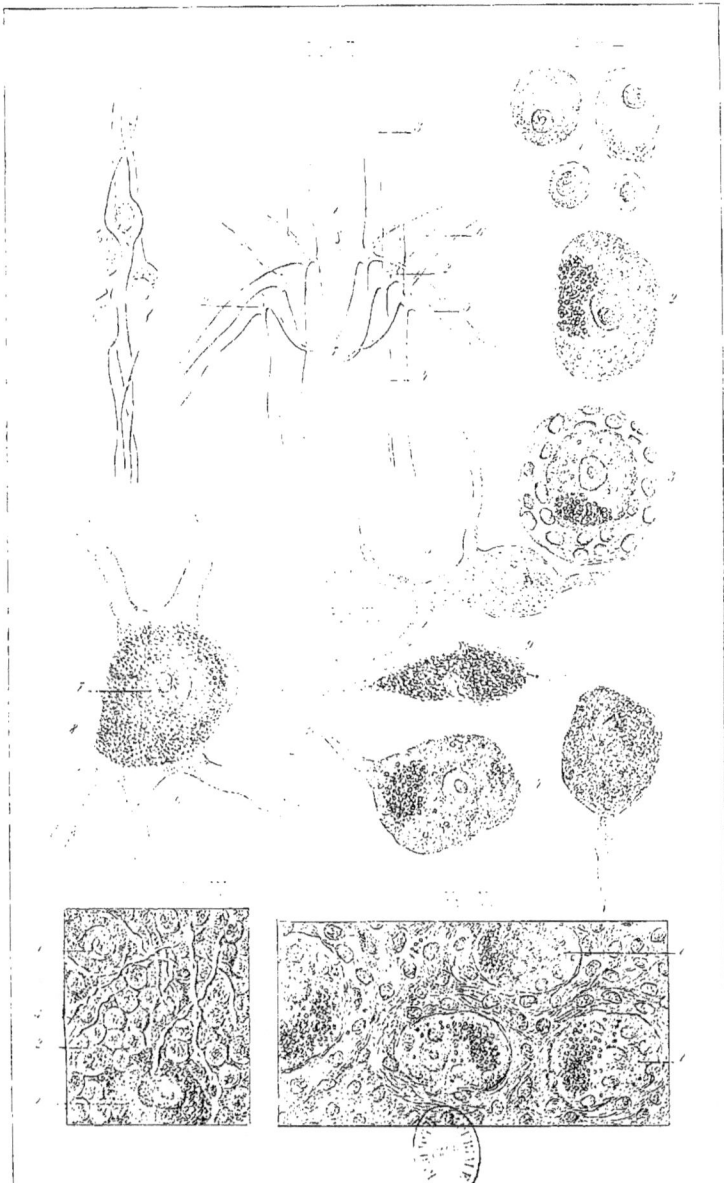

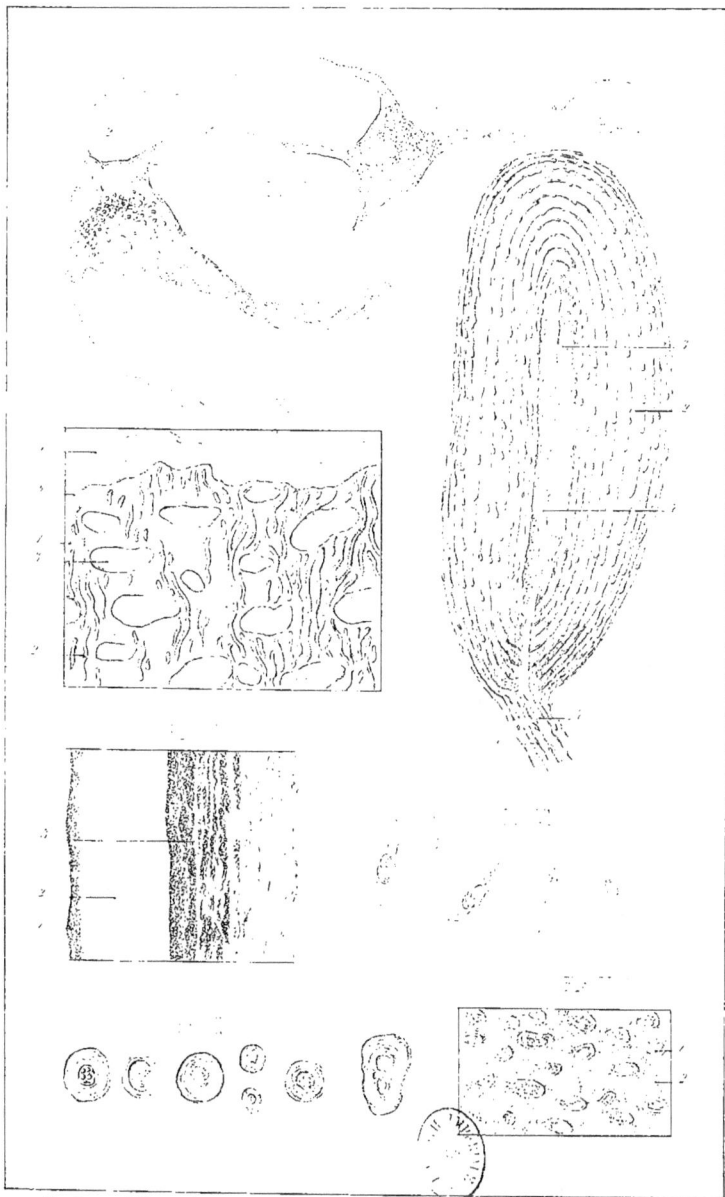

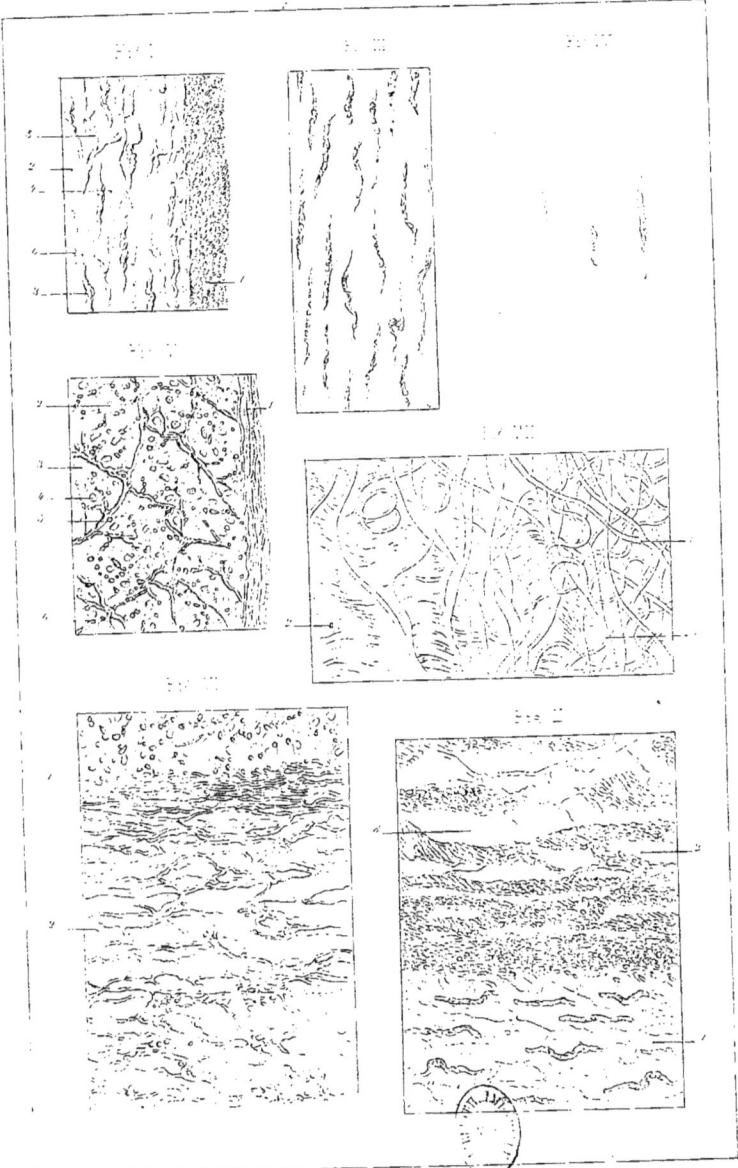

C. Morel prop. Villemin del.

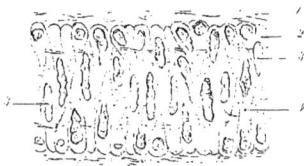

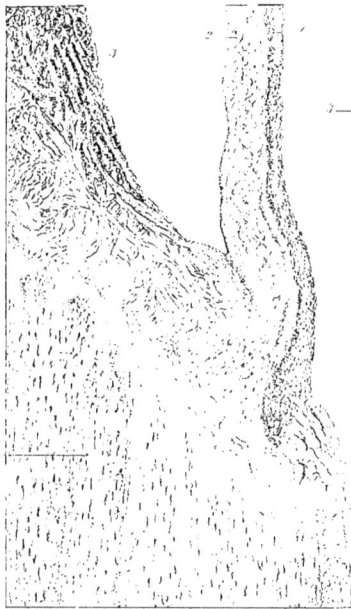

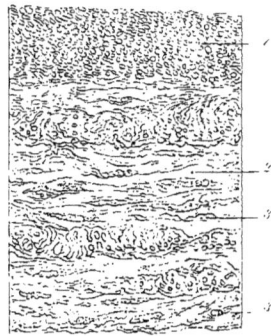

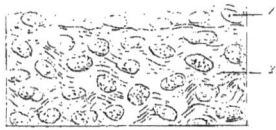

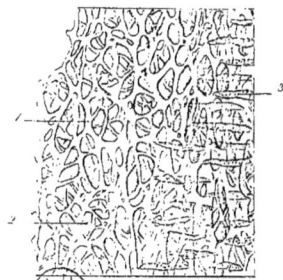

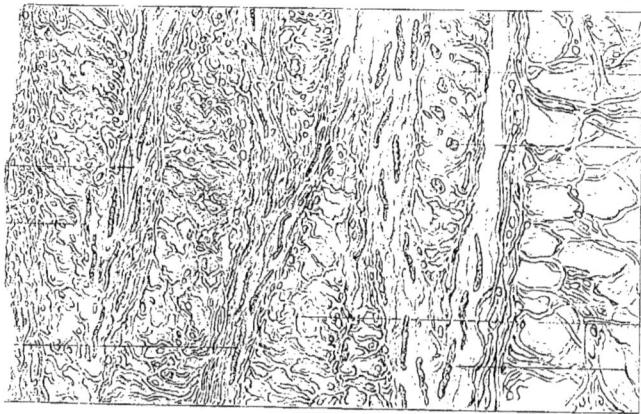

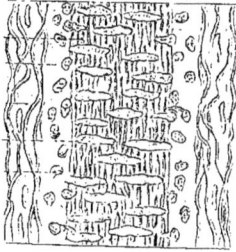

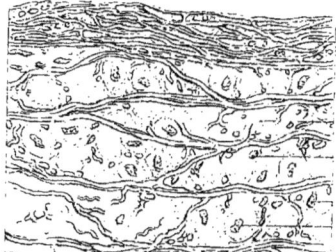

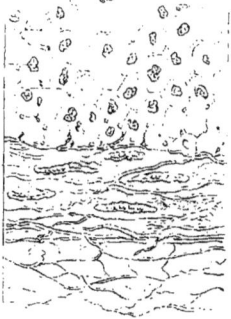

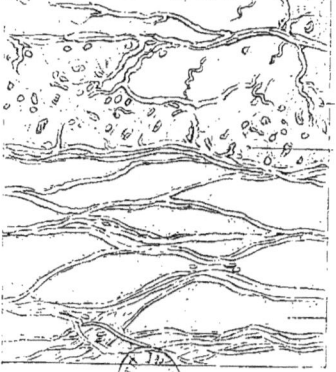

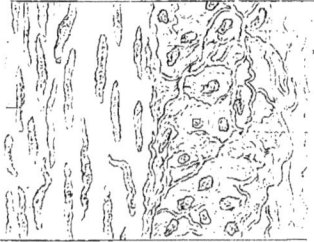

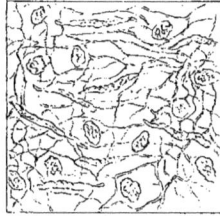

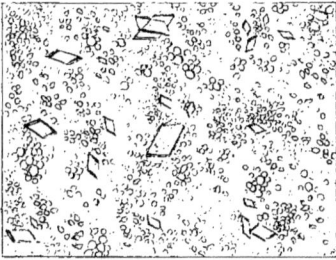

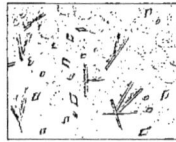

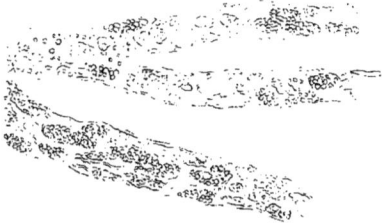

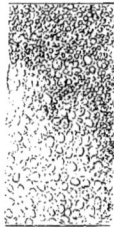

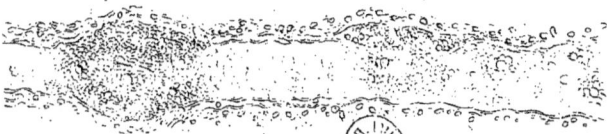

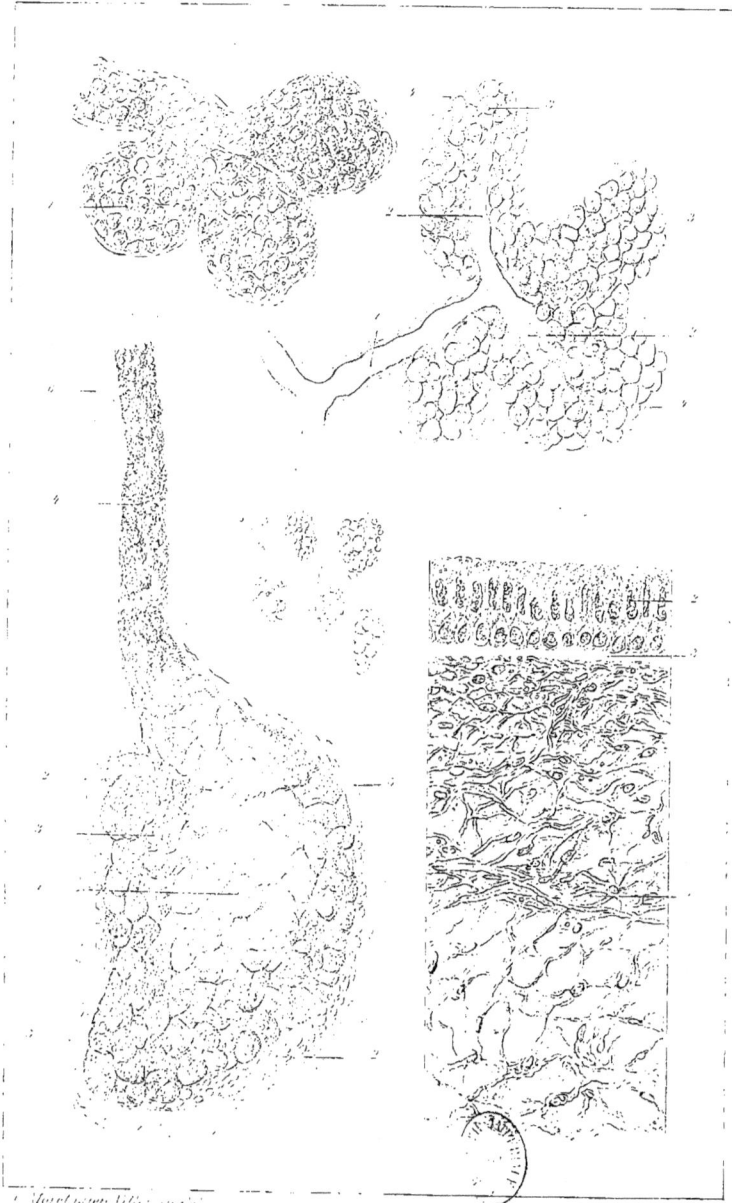

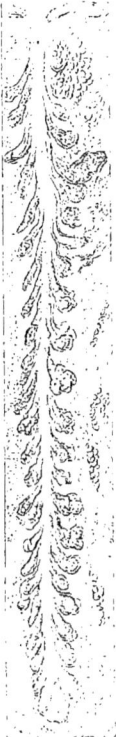

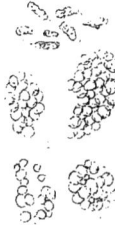

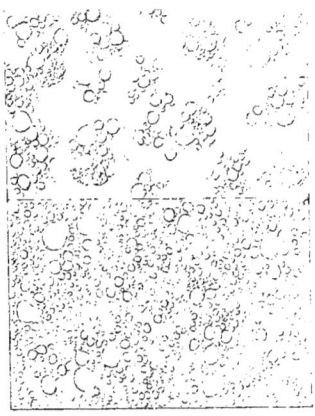

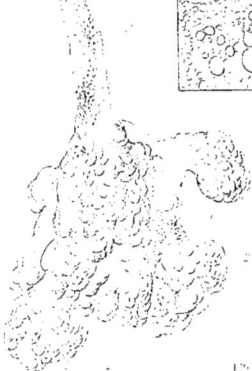

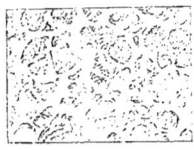

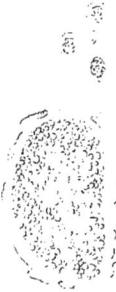

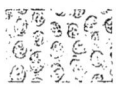

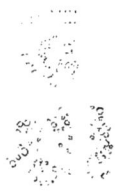

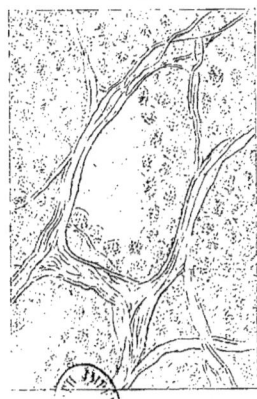

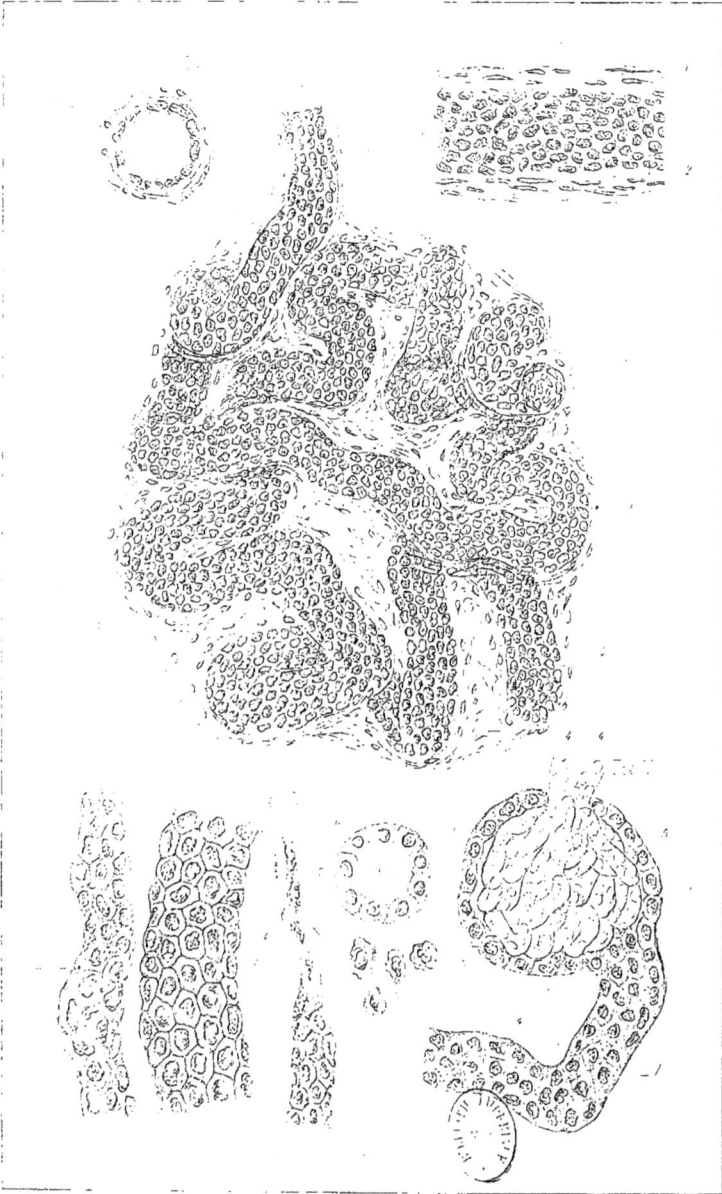

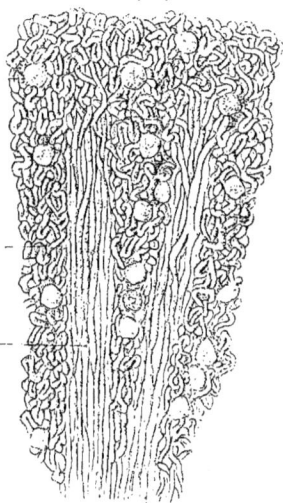

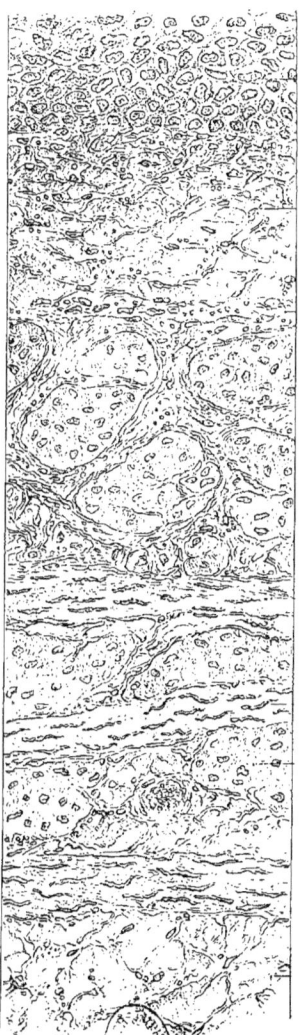

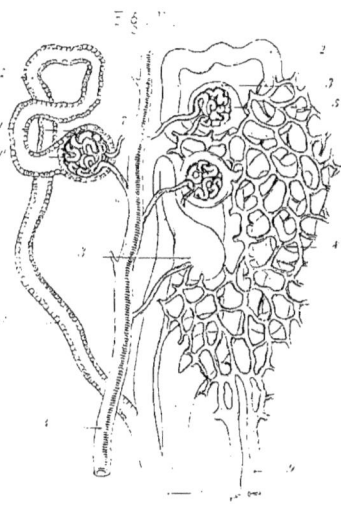

.

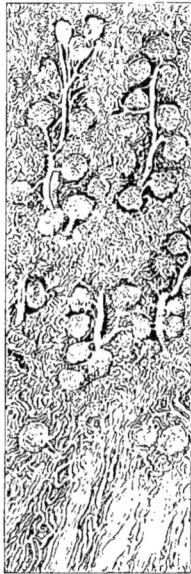

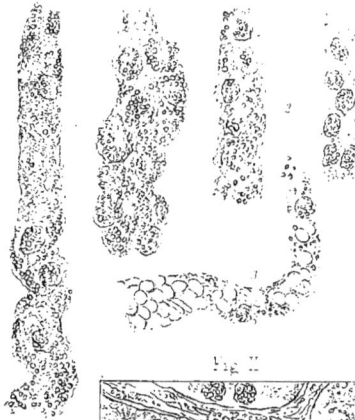

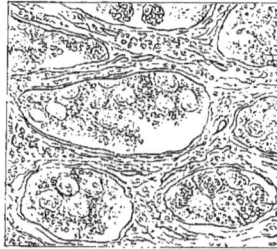

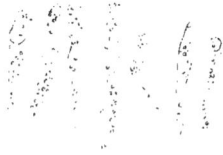

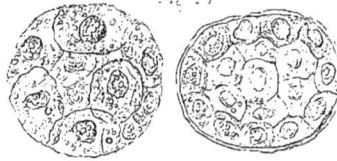

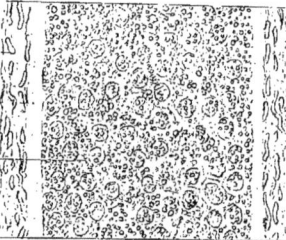

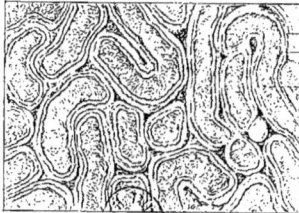

Fig. II

Fig III

Fig IV

Fig V

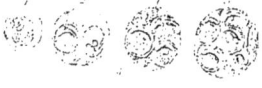

Fig. II.

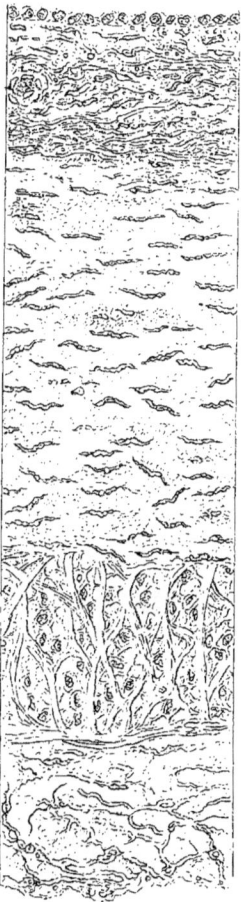

Fig. IV.

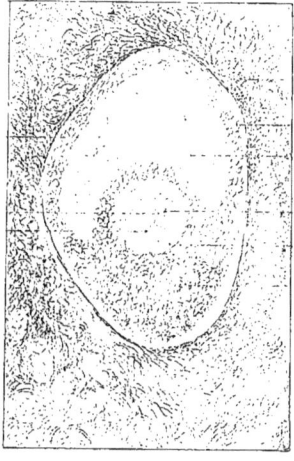

Fig. V.

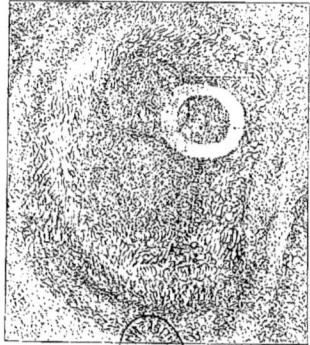

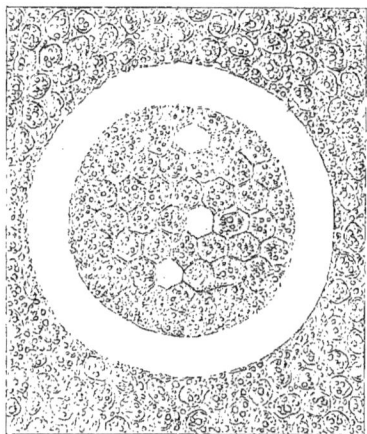

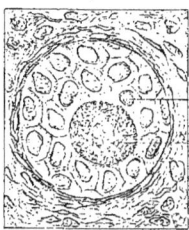

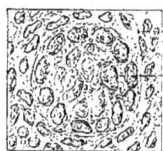

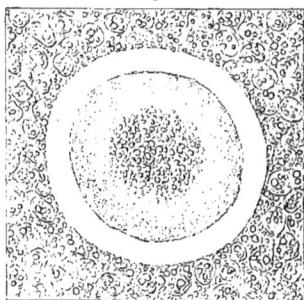

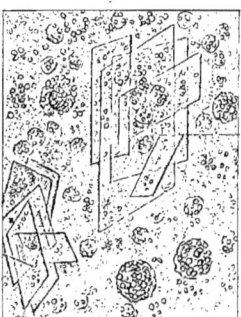

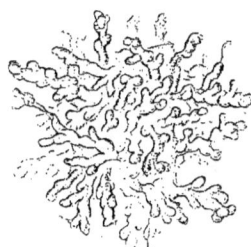

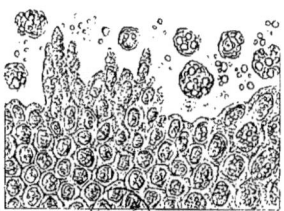

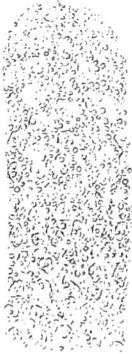

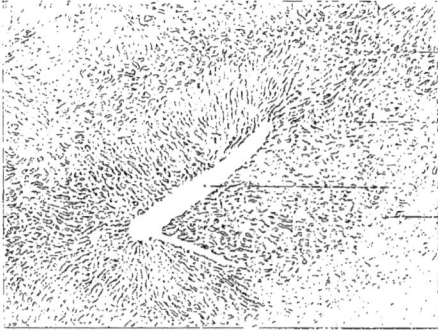

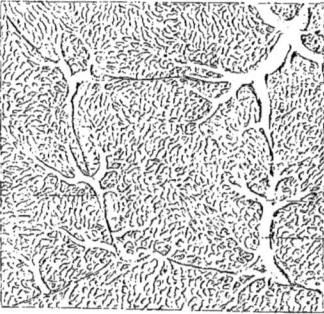

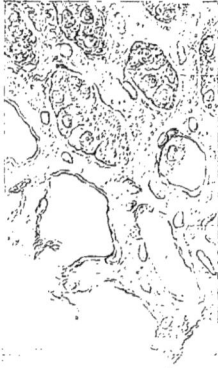

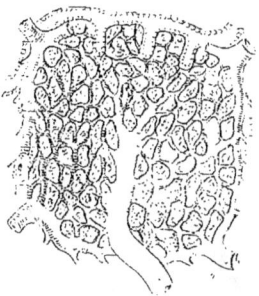

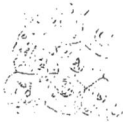

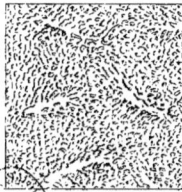

Pl. XXVII.

Fig. I.   Fig. III.

Fig. IV.

Fig. V.

Fig. VI.

Fig. VII.

Fig. VIII.

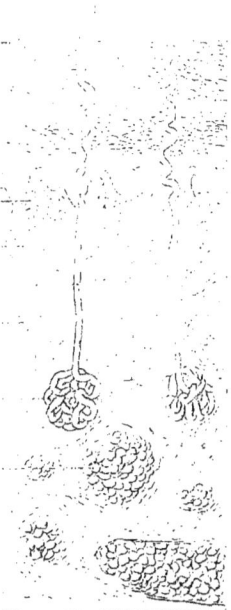

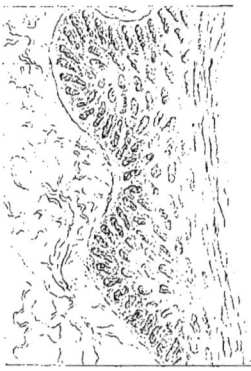

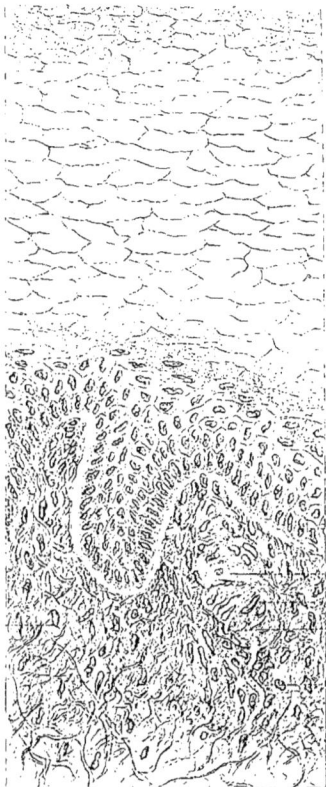

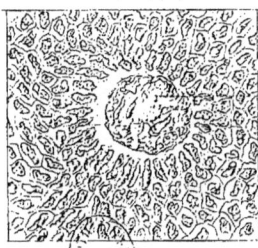

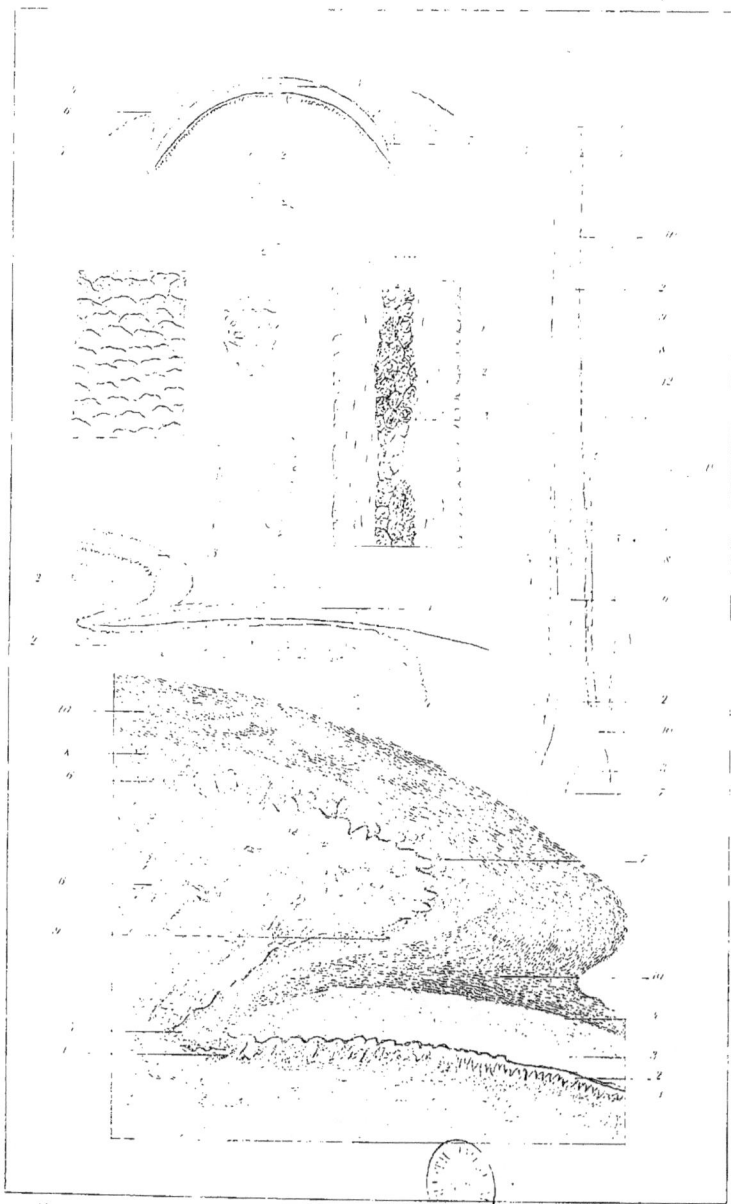

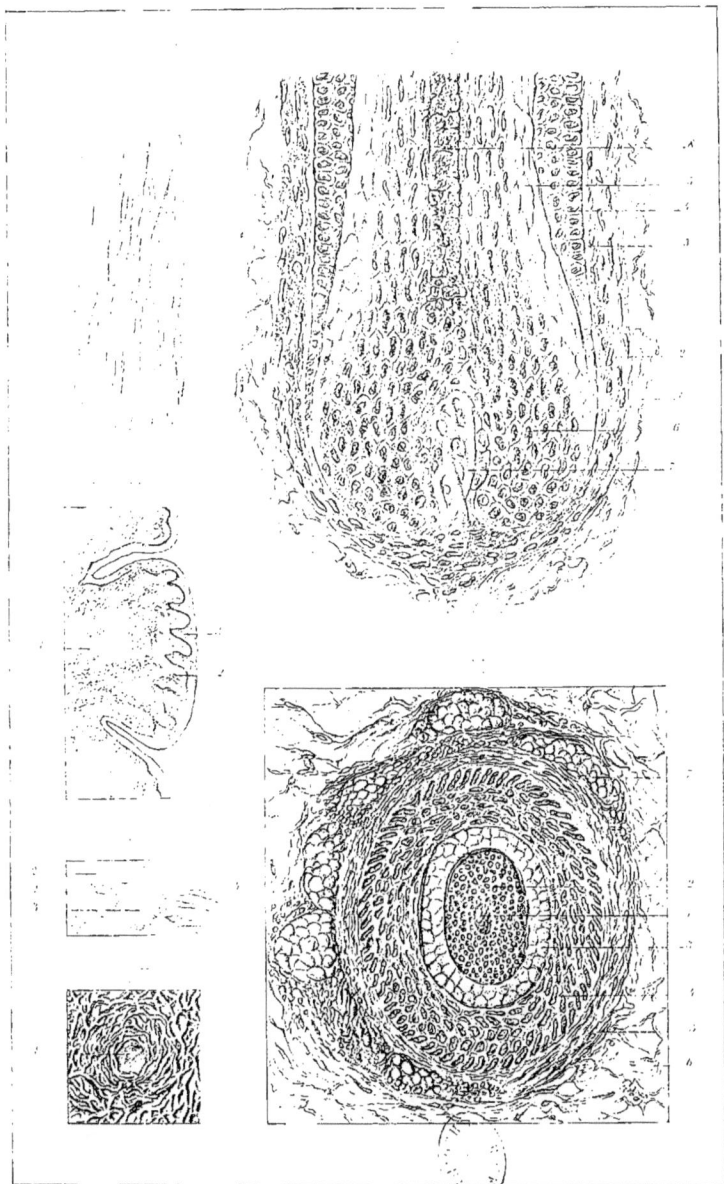

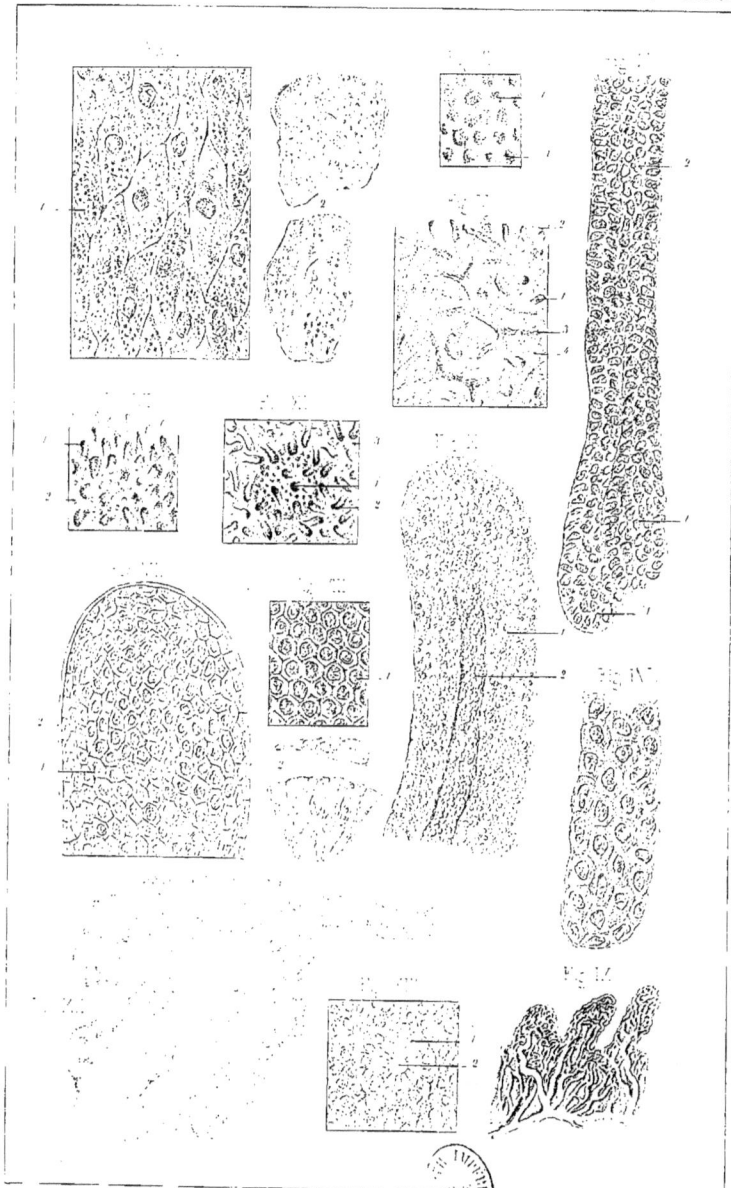

Pl. XXXI.

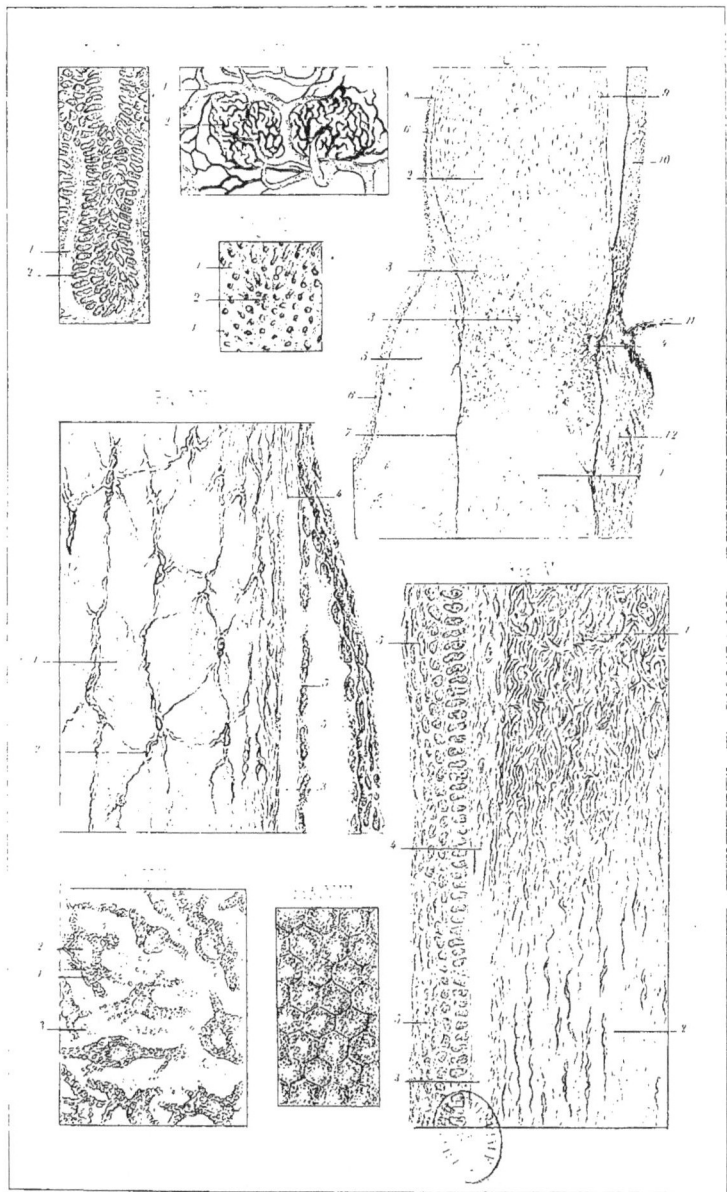

J.B Baillière & fils Libraires à Paris

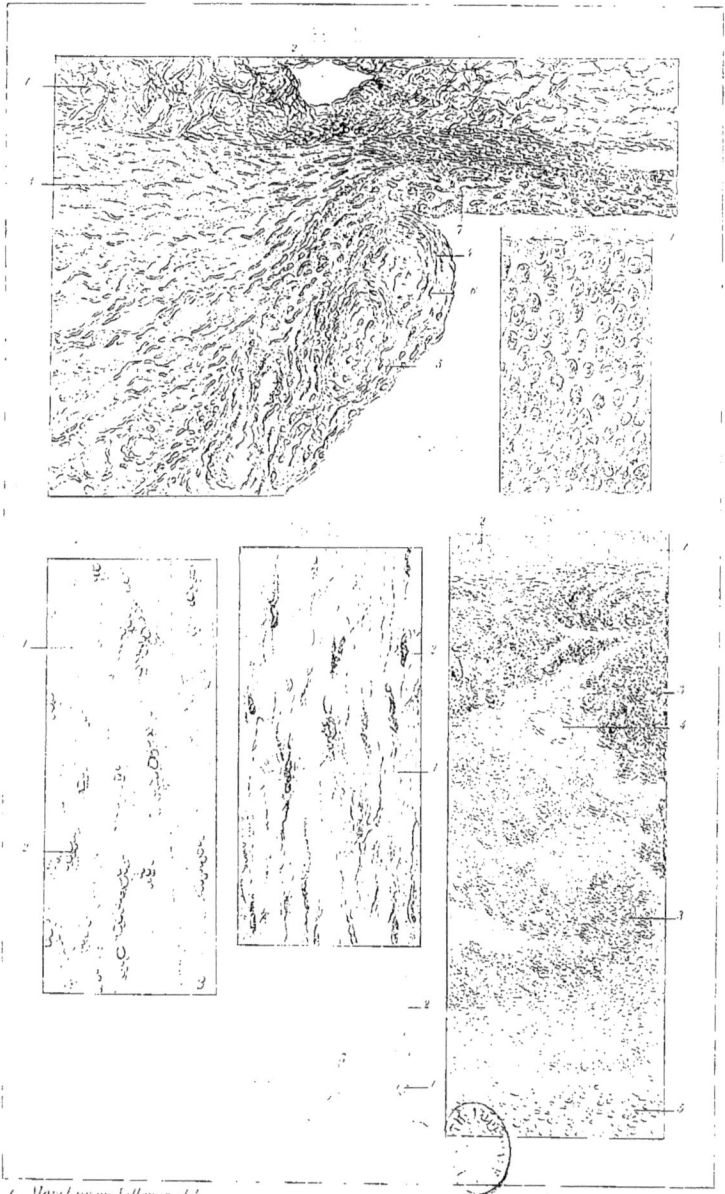

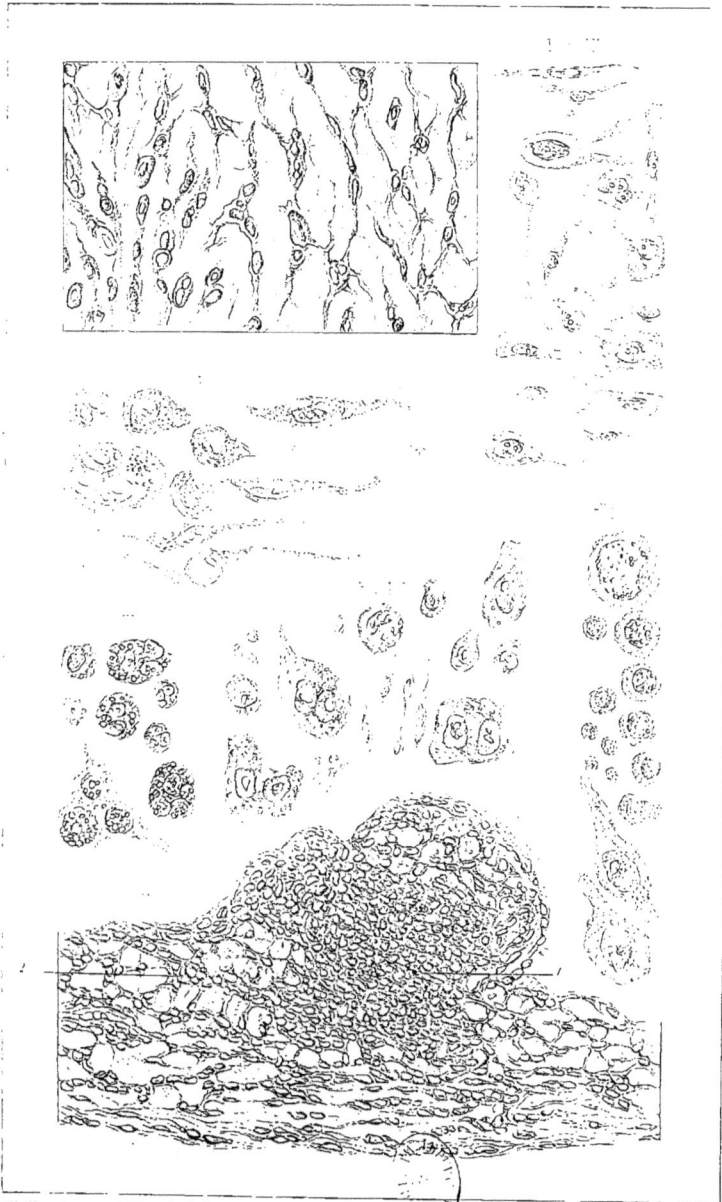

www.ingramcontent.com/pod-product-compliance
Lightning Source LLC
Chambersburg PA
CBHW071109210326

41519CB00020B/6241